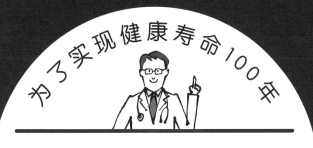

为了实现健康寿命100年

《通俗易懂的
干细胞治疗
入门》

米井嘉一 太田清五郎

同志社大学生命医科学部
抗衰老研究中心/
糖化应激研究中心 教授

投资人、经营者

KKロングセラーズ

卷首

●米井嘉一

我是同志社大学的一名教师，本职工作是教育学生和研究抗衰老（antiaging）医学。在说明本书的内容之前，我想首先表明本书的立场。

同志社大学开设了"科学传播者（Science Communicater）培养副专业"。"科学传播者"承担的职责是整理浩如烟海的科学信息，秉持高远广阔的视角，并以中立的立场向国民提供正确的信息。这是涉及报纸、电视、广播、书籍、杂志、互联网新闻等所有传播媒介的重要职责，我的执笔活动也是其中的一环。

从2022年4月开始，有一位可靠的伙伴加入了专职教师的队伍。他就是曾担任日本电视台播音员的桝太一。可能会有什么新动作吧？现在，大学校园内洋溢着这样的激动期待感。

是的。激动期待感。是我非常喜欢的感觉。

你对什么感到激动期待呢？

回答因人而异吧。

比如冒险、寻宝、运动、旅行、探寻美食，答案也会是各种各样的。

很庆幸我对工作中开展的研究和实验感到激动期待。能够获得什么样的结果呢？是否有效果呢？预测是正确的还是非常离谱呢？

有时会与未知相遇或有新的发现。还是很激动期待的。

并且，能够有新的相遇，这也会让我激动期待。以科学传播者的身份去采访也是新的相遇。这岂止是普通的激动期待，而是激动期待×4、"激动期待（WaKu）"的4次方。

这次也同样有了新的相遇。此人便是担任共同执笔人的太田清五郎。我从他那里听说了很多事情。关于工作以外的兴趣爱好和生活方式的话题。无论哪一项都曾是让我激动期待的冒险。

本书的内容是关于"再生医疗"。也许有人认为这看起来似乎很难吧……。让人有这样的印象也在情理之中，虽然有再生医疗的专业书籍和论文，但是几乎没有出版过面向普通民众的入门书类的解说性图书。正因为如此，我才打算尝试挑战。

不仅是倾听太田的讲述，我自己也亲自成为了实验对象。目前的阶段是以输液方式接受了会生成包括生长因子等活性物质在内的干细胞培养上清液（详细信息请参考P86）的治疗。实施了几次并切身感受到疗效后，我将接受使用自体脂肪干细胞的治疗。

因为我相信只有亲自体验才能够简明易懂地进行说明。从古至今正是由于众多先驱者亲自投身实验的伟大举动，诞生了新的发现，医学技术才不断进步。

　　本次我将介绍这样的真实故事。

（注）在主攻的所属学科的学术领域以外，通过另行选择副攻科目，以扩展学术领域的宽度、定制独创的学习方法为目的引进的制度。

●**太田清五郎**

此次我以米井嘉一先生的共同执笔人的身份撰写了本书。

原本我就非常喜欢美食和饮酒，必须控制饮食和禁酒的每一天让我陷入仿佛被拖入地狱般的忧郁。

但是，现在我的血糖值恢复了正常。也没有控制饮食，已经可以随意品尝美食了。

能够恢复到如此地步，也是受益于本书介绍的"干细胞（间充质干细胞）治疗"的效果。

通过接受干细胞治疗，不仅糖尿病得以改善，身体也发生了惊人的变化。我也没有进行健身，但却全身肌肉矫健、年轻并富有活力。此外，肌肤焕发光泽，头发也逐渐丰盈起来。无论繁忙的日子持续多久，也不会感到疲劳。

更令我吃惊的是头脑的思考能力也达到最佳水平。如果下奥赛罗棋（Othello），不仅可与真人对弈，就连与人工智能(AI)对抗，也几乎没有败阵过。在事业方面，不断浮现好的创意，并陆续落地实施。

对于我来说，简直就是"从地狱到天堂"的跨越。

希望各位读者通过阅读文并理解干细胞到底是什么东西，我切身感受到这是一种让衰老的肉体重现年轻，让患病的身体重塑活力的理想细胞。

为了向为烦恼所困的人士推广这种干细胞治疗，我们于2016年开设了专业诊所。至今为止，有很多疑难杂症患者以及希望重现年轻态的人士前来治疗。并且，他们各位都与我一样，对"人生蜕变"的经历感到非常高兴。

希望永远年轻健康不就是很多人的愿望吗？我觉得只要是人，虽然不能做到长生不老，但是无限接近长生不老也并非是不可能的。干细胞掌握了长生不老的命脉。

由于高龄或疾病，有人曾经深感落寞，认为"此后只剩下等待死亡"等，但是接受干细胞治疗后，等待他们的却是宛若重生般的青春健康的人生。

希望永葆美丽姿容的人士，也许你的愿望将会实现。

我衷心地期望这本书能够为众多人燃起希望之光。

● 目录

Chapter 3

干细胞治疗在"疾病"治疗中的巨大潜力·············

Chapter 4

"衰老" 与抗衰老 ………… 95

Chapter 1

改变人生的干细胞的功效

通过干细胞治疗开启了辉煌人生

本书的主角是"干细胞治疗"。

说起干细胞治疗，相信很多人都未曾听说过。

此后将详细说明，所谓干细胞就是相当于细胞的"根干"细胞。植物都是先有根干，再由此生长出枝条，并生出繁茂的叶片。细胞是诸如叶片的存在。先有干细胞这个根干，再由此生成细胞。接受干细胞治疗后，干细胞将增加，身体会更具活力，因此，生成细胞的能力日益增强。干细胞治疗就是这样的治疗方法。

在我担任顾问医师的表参道Natural Harmony诊所，

太田基于自己的真实体验，萌发了向更多的人推广这种卓越疗法的愿望，并成为出版本书的部分初衷。

本书在下文中将详尽地说明干细胞是什么，能够有效用于怎样的症状和疾病的治疗，笔者希望首先在本章中分析身为干细胞治疗体验者的太田的案例。

太田说他自己在几年之前还不了解干细胞治疗。

他原本是一位长期活跃于与医疗毫不相关的商界中的人士。

据说在遇事三分利的商业世界中，敏感捕捉时代的潮流是经营的生命线。在这样的背景下，医疗这个领域进入太田的视野，所谓的商业人士特有的敏锐嗅觉让他预见干细胞治疗未来将成为医疗的主流。

与此同时，正如太田在"序章"中提及的那样，他自己深受重度糖尿病的折磨，到了50岁就在思考自我人生归宿，认为自己已来日无多。但是，出于验证自己的商业嗅觉的目的，他接受了干细胞治疗，宛若一道强光划破黑暗，从此便开启了辉煌人生。

据说他认为仅自己独享该疗法是非常可惜的，必须告知更多的人。

自甘堕落的生活导致体重一度超过 110 千克

50多岁的太田因身患严重的糖尿病，他深信自己已经不能长寿。一般的人都会采取控制饮食或积极运动等方式来调整日常生活，但是太田的反应却完全相反。他反而看开了："反正未来属于自己的日子不多了，那就尽情地随心享乐吧！"他说自己打算将喜欢的美食吃个够再死，度过了非常自甘堕落的生活，体重一度超过110千克，陷入惨不忍睹的状态。

据说主治医生警告他如果身患重度糖尿病，还不控制饮食，"不久就会出现各种并发症，接下来的日子将会很痛苦"。作为医生，这是理所当然的建议，因为很多人都因无法节制饮食而深受并发症的折磨。

但是，太田虽然知道这样的事实，但却缺乏关键的"想要彻底根治！"的意志力。他已经一半自暴自弃，认为已经无所谓了。

在这样的情况下，带着孤注一掷的心情，作为最终手段接受了干细胞治疗。

首先体重逐渐减轻

根据不同的症状和恢复程度，反复多次实施将培养后的干细胞回输到体内的治疗。据说太田对其出人意料的治疗效果无比震惊。因为每次接受治疗后身体状况都在逐渐改善。

连续不断地产生新的细胞，逐渐恢复至年轻时的身体。

身患疾病的人拥有恢复身体健康的潜力。

太田在开始治疗后的8个月内，共计接受了4次输液治疗。

据说首先体重开始减轻。他曾经是饮食一层不变，让主治医生都倍感惊愕的差等生。尽管如此，在1年半的期间内，曾一度高达110千克的体重下降至100千克，最终竟然减到76千克。

据说从体重开始减轻的那时开始，他就感觉到"这个可行！"。还感觉到身体变得惊人的轻盈，甚至超过体重减轻的程度。

工作积极性也提高了，曾经一半自暴自弃的日子如同谎言般的过去。还开始积极参加减肥和轻度运动。他对自己的身体变化感到无比开心。

太田回顾并讲述了治疗当时的情形："那样的心情，也许是有生以来第一次"。

臃肿富态的身体变得肌肉健硕

在不知不觉中甩掉了赘肉，变得肌肉紧实发达，身材紧致有型。尽管几乎没有运动。据说他自己也对日益重现的年轻体态倍感惊讶。

此后他变得非常期待用镜子来观察自己焕然一新、日益重返年轻的身姿。不仅是太田，只要是男人，比起虚胖的身体，憧憬健硕身材的人不在少数。

"为了塑造这样的身体，需每天坚持锻炼，但是对于远远做不到自律克己的我而言是无论如何也做不到的。因此才不得不以110千克的臃肿身体一直在生活。

请稍微想象一下，一个虚胖的男人突然变成筋肉型男时的喜悦会是怎样的。

带着孤注一掷的心情开始接受干细胞治疗，由此发生了远超期待的变化。就如同中了彩票，摇身变成亿万富豪的心情。

简直就像获得了来自上天的馈赠"

他讲述道。

在发生肉眼可见的身体变化的同时，糖尿病的数值也在日益改善。

另外，还发生了预料之外的变化。因糖尿病造成的男性功能减退又满血复活了。他还告诉我通过消除性冷淡的烦恼，唤醒了身为男人的自信，感受到喷涌而出的勃勃生机。

恢复了中学生时的体力

他说在开始干细胞治疗后的1年半期间内发生了难以言尽的变化，"让我这个50多岁的中年男人感觉身体恢复到了活力焕发的中学时代的样子"。

据说发生变化的不仅限于身体，头脑的转动也变得非常快。"不是自我吹嘘，我觉得自己是属于那种从小学时代开始就成绩拔尖的人。中学升学到开成中学。但是，从那时到现在已经过了40多年，现在也积累了不少经验，所以应用能力在显著上升。因此，卓越的创意不断涌现，好像还非常有趣。

经常有人说'希望带着现在的经历穿越到过去'，我简直就像亲历了这种真实体验"。

包括知识、话术、判断力、观察人的眼光、领导力等在内，如果带着长达30年的社会经验恢复到中学时代的身体，将会如何呢？在现实社会中将能够很有趣地巧用中学时代旺盛的好奇心和对未来的希望、对微不足道的小事也能够感动的丰富感性和灵活的创意能力。

他非常开心地告诉我受益于卓越的治疗效果，由于糖尿病而每天过着黯淡无光的 5 年前的日子犹如虚幻一般的存在，目前在愉快地过着充满希望的每一天。

干细胞会随时激活新细胞

简单来说，干细胞治疗就是旨在提高激活新细胞的能力的治疗。此后将作详细说明，疾病和老化都是由于细胞衰老而引起的。如果是儿童时代，即使细胞稍有变老，受益于干细胞的作用，将会被替换成新细胞，体内始终充溢着水润的细胞。

但是，成年之后，该功能将逐渐下降。从40多岁到50多岁、60多岁，进入中老年后将进一步衰退。细胞更替的速度变缓慢，水润的细胞减少。陈旧的细胞为了拼命地履行自己的职责，已经疲惫不堪。

这样一来，细胞未能充分履行其职责，导致面部肤色暗沉，出现皱纹，身体日益松弛，或者引起内脏功能下降等，身体状况变差。

太田也曾经在那样的状态下度过了悲观的每一天。

能够激活所有细胞的干细胞

京都大学的山中伸弥教授获得了2012年诺贝尔生理学或医学奖。iPS细胞（人工多能干细胞）的开发获得了认可。

使用iPS细胞的治疗也是使用干细胞的再生医疗之一。iPS细胞是具有巨大潜力的万能细胞，也能够被培育成身体的任何组织和器官，如果这种细胞能够实现广泛应用，医疗将会发生巨大的改变吧。

但是，这种治疗还存在细胞癌变的风险等尚不能解决的问题点。

本书中介绍的"（间充质）干细胞治疗"（详细内容请参考P32）当然也是使用干细胞的再生医疗之一。干细胞能够成为所有细胞。因为是从自己的体内取出干细胞，恢复活力并增加数量后再回输到体内，几乎没有排异反应和副作用是其优势所在。

已经有好几家医疗设施将其用于疾病治疗，美容领域内在

"抗衰老"治疗中已经实现了实用化。

此外，还能够期待再生医疗对以往缺乏有效治疗方法的症状发挥显著疗效；另一方面，干细胞治疗属于新的医疗方法，因此，厚生劳动省于2014年开始实施"确保再生医疗等安全性相关法律"，并制定了确保安全性有关的流程和细胞培养加工的外包规定等。

在司法环境日益完善的背景下，干细胞治疗作为一种安全且效果显著的治疗方法，今后将会日益受到关注。

未来医疗的中流砥柱是再生医疗！

相信各位听说过再生医疗这个词语。 再生医疗的目标是通过补充细胞或组织让因疾病或受伤等失去的组织与器官实现再生， 并恢复功能。

例如： 由于交通事故或疾病导致手脚损伤、 器官受到损伤的人如果能够立即使用由自己的细胞通过人工方式再生的内脏或器官， 恢复至原来的身体， 那是一件多么好的事啊。

如果再生医疗进一步发展， 就能够实现这一愿望。

全世界的医学研究者现正全力投入旨在让失去的组织和器官得以再生的研究。 如果确立了这一治疗方法， 因各种疾病或事故而深受痛苦的人们将会被获救。

各位是否听说过因心脏病而等待移植的儿童们的新闻？现状是由于找不到提供心脏的捐赠者， 有很多儿童无法接受治疗。 截至目前的2021年3月， 大约有1000人在等待心脏移植的捐赠者， 即使能够幸运地接受移植手术， 也还是存在排异反应和免疫抑制剂的严重副作用的风险。

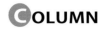

但是，如果能够理所当然地接受再生医疗，即使不能获得他人提供器官，将理想的治疗方法实现实用化已迫在眉睫。

Chapter **2**

干细胞的知识

人从什么时候开始衰老呢?

老化和衰老虽然说起来就是一个词,实际上我们人体的各种生理机能并不是按照完全相同的程度衰退的。例如:即使进入高龄,神经机能并不会下降太多。即使到了80岁,神经机能还维持着30岁时的8成左右的功效。

但是,骨骼肌力量和肺活量、肾脏的血流量将快速下降。到了60岁以上,肌肉力量仅相当于20多岁时的4成至8成,肺活量和肾脏的血流量大幅度下降。

随着年龄增长,即使头脑知道,由于身体不能随心所遇,有可能受伤。运动会上如果有爸爸们的比赛,经常会出现向前扑而摔倒的人。之所以如此,就是因为尽管身体的年龄在增长,但他们仍然还是想要按照年轻时的感觉去奔跑,认为"自己应该能够跑到这个程度"。

我们的身体即使神经机能再强,如果肌肉力量下降,只能按照肌肉力量的水平运动。因此,如果一定要与神经机能保持一致,就会像在运动会上全力奔跑的爸爸们那样摔倒。

如果肺活量进一步衰弱,受其影响,整个身体将无法再运动。也就是说,为了永葆青春,有必要抑制所有机能的下降。

人类的终极欲望与再生医疗

只要是生物，超过一定年龄后就会衰老，尽管头脑知道这是一种自然规律，但"不愿意变老"、"希望一直健康"、"不愿意死"仍然是人类的终极欲望。医学就是以此为目标不断发展至今的。

因此，科学家们考虑如果像更换汽车零部件那样，将人体的陈旧组织和器官也更换成新品就好了。如果心脏的健康状况欠佳，就更换成新的心脏。无论肝脏、肾脏还是眼睛，如果准备了备用件，就不会恐惧疾病，寿命将会延长。如果将皮肤更换为新品，就能够恢复弹润紧致的肌肤，能够永远保持年轻的姿容，就是这种简单武断的思路。

于是，在20世纪50年代终于揭开了器官移植的序幕。但是，移植别人的器官后发生免疫排斥反应，康复过程并不顺利的情形也不在少数。还有脑死亡判定等伦理道德上的问题。于是再生医疗从此问世。这是使用特殊的细胞，让组织和器官实现再生，并将其移植的方法。

干细胞研究与再生医疗的历史

● — **20世纪60年代前期**
加拿大放射学家Dr. James Till与Dr. Ernest McCulloch等通过研究确立了干细胞的概念。

● — **20世纪60年代后期**
美国华盛顿大学的托马斯等人开始对白血病患者进行骨髓移植的治疗试验。
并于20世纪70年代确立了相关手法。

● — **20世纪70年代**
在骨髓中发现存在间充质干细胞（P32有详细说明）。

● — **1975年**
约翰·戈登(John B.Gurdon)教授将从青蛙皮肤细胞中采集的细胞核分两步植入卵子。
世界上首个由成体细胞核培育出了"克隆动物"。

● — **1998年**
美国威斯康辛大学的汤姆森等人使用不孕不育治疗
（体外受精）中剩余的受精卵培养出了ES细胞。

> 全社会对再生医疗成为现实的期待与日俱增

● — **2001年**
在脂肪组织中发现间充质干细胞。

> 再生医学研究在临床中的应用受到关注

● — **2007年**
京都大学的山中教授等通过对患者自身的体细胞进行简单的基因操作，人工培养出了与ES细胞具有同样机能的iPS细胞。

● — **2014年**
实施世界首例由iPS细胞培养的视网膜色素上皮细胞的移植手术。

● — **2015年**
根据日本厚生劳动省颁布的《确保再生医疗等安全性相关法律》，并根据吉村浩太郎教授等人（＊1）的研究，开始在民营诊所内进行使用培养脂肪干细胞重塑乳房的临床研究。现在已确立了这种治疗方法。
另外，株式会社KANEKA和味之素株式会社、麒麟控股株式会社这些企业也参与了再生医疗的研究开发（＊2）。

※1 通过以下科学家的努力，推进了面向临床应用的再生医学研究：在使用干细胞的再生医疗领域内拥有全日本最丰富的临床经验的医生吉村浩太郎教授（自治医科大学形成外科学）等）、在康生会 武田医院从事干细胞疗法研究的山岸久一名誉教授（京都府立医科大学原校长兼外科医生）、设立"琉球大学医院未来银行"并从事诊疗与研究的清水雄介教授（琉球大学）、作为新药研发的新途径着眼于干细胞的巨大潜力并开展研究的秋山徹特任教授（东京大学 IQB定量生命科学研究所）等
※2 特别是由拥有卓越的氨基酸研究开发技术的味之素株式会社提供的细胞培养液是培养干细胞所必需的，为再生医疗的发展做出了巨大贡献。

3种再生医疗

如此前所述，用于再生医疗的特殊细胞就是"干细胞"。其中与再生医疗有关的是3种干细胞。最初问世的是ES细胞。这是由受精卵生成的干细胞。虽然拥有成为所有细胞的能力，但是，由于这是原本会发育成婴儿的细胞，所以使用ES细胞被认为存在伦理道德上的问题。

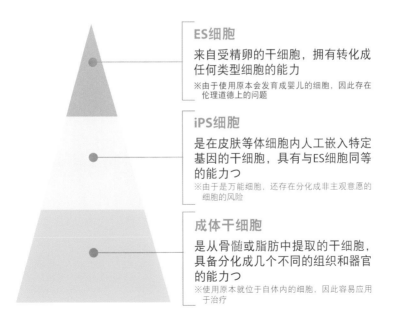

ES细胞

来自受精卵的干细胞，拥有转化成任何类型细胞的能力

※由于使用原本会发育成婴儿的细胞，因此存在伦理道德上的问题

iPS细胞

是在皮肤等体细胞内人工嵌入特定基因的干细胞，具有与ES细胞同等的能力

※由于是万能细胞，还存在分化成非主观意愿的细胞的风险

成体干细胞

是从骨髓或脂肪中提取的干细胞，具备分化成几个不同的组织和器官的能力

※使用原本就位于自体内的细胞，因此容易应用于治疗

有名的是iPS细胞。 iPS细胞是通过向皮肤等的细胞嵌入特定的基因，使其具有与ES细胞同样的能够转化成任何类型细胞的干细胞。

由于iPS细胞的问世，再生医疗的临床应用得以迅速发展，于2014年成功实施了视网膜色素上皮细胞的移植手术。但是，iPS细胞存在分化成非主观意愿的细胞（例如：癌细胞）的风险，目前仍存在这种尚未被消除的隐患。

第3种是本书的主角，即：使用提取自本人骨髓或脂肪的干细胞的"成体干细胞"。成体干细胞分为几种，具有代表性的是"间充质干细胞"。自20世纪70年代了解到间充质干细胞位于骨髓之中后，就持续开展实用化研究和临床研究，以期实现对脊椎损伤和肝功能障碍等的治疗。

并且，2001年还从脂肪中发现了与骨髓源性干细胞具有相同能力的干细胞。由于能够从脂肪中提取大量干细胞，因此这一发现受到了广泛关注。

间充质干细胞原本就是自己体内的细胞，因此还拥有不会发生排异反应，容易应用于治疗的优势，间充质干细胞拥有着成为预防老化、治疗疾病之王牌的巨大潜力。

用于再生医疗的各种细胞的特征

用于再生医疗的ES细胞、iPS细胞、间充质干细胞分别拥有各自的特征。

ES细胞是将细胞核移植到受精卵中制造而成。iPS细胞是将基因导入体细胞中制造而成。两者都是人工制造的细胞。

与此相对，间充质干细胞使用自己体内存在的干细胞。

ES细胞和iPS细胞存在排异反应和细胞癌变的风险，但间充质干细胞使用患者自己的细胞，因此是安全的。

在下一页中用图像汇总了上述各种细胞的形成过程和特征，仅供参考。

人体是由细胞组成

我们的身体由神经细胞和心肌细胞、脂肪细胞和血管内皮细胞等

如您所知，人体首先起源于精子与卵子结合为受精卵。仅仅1个受精卵会分裂成2个，再分裂成4个……细胞。

妊娠期内在母亲肚子里将会分裂成3万亿个左右的细胞，在婴儿出生时，已经具备人类的雏形。也许这被认为是理所当然的

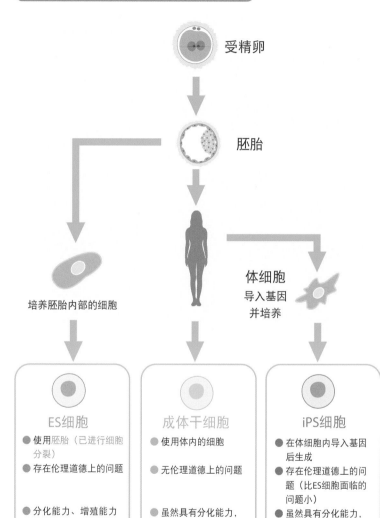

被用于再生医疗的3种干细胞的特征

受精卵

胚胎

培养胚胎内部的细胞

体细胞
导入基因
并培养

ES细胞
- 使用胚胎（已进行细胞分裂）
- 存在伦理道德上的问题

- 分化能力、增殖能力很高
- 存在引发肿瘤和癌症的可能性

成体干细胞
- 使用体内的细胞

- 无伦理道德上的问题

- 虽然具有分化能力，但不是万能的
- 增殖能力有限，引发癌变的可能性较低

iPS细胞
- 在体细胞内导入基因后生成
- 存在伦理道德上的问题（比ES细胞面临的问题小）
- 虽然具有分化能力，但并非是万能的
- 存在引发肿瘤和癌症的可能性

干细胞

※ 分化能力是指能够转化成各种类型细胞的能力。增殖能力是指细胞增殖的能力。

事情，但实际上难道你不认为这是一件非常神奇的事吗？

由仅仅1个细胞发展成200种，数量达到60万亿个，或者还有37万亿个等几种说法，最终形成由数量庞大的细胞聚集而成的人体。

细胞并不仅仅是分裂并形成细胞团。

不断地生成脑部、手脚、内脏和血液、血管、神经、肌肉等生存所需的器官组织，在必要的地方创造出必要的人体组织。

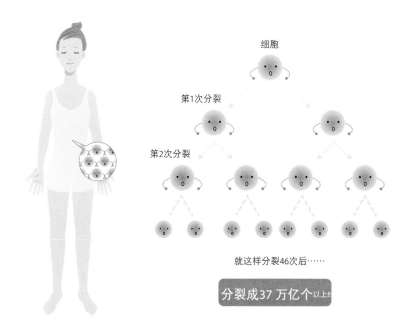

细胞

第1次分裂

第2次分裂

就这样分裂46次后……

分裂成37万亿个以上!!

人体是怎样从一个单细胞发育而来的？

　　为什么仅仅一个受精卵能够创造出精密的人体？你不认为这很神奇吗？

　　其中的秘密就在DNA里。DNA是人体的设计图，存在于一个个细胞的细胞核内部位。细胞根据DNA的指示，制造必要的蛋白质，不断创造出身体。

　　我想各位可能听说过"基因"这个词语，并与DNA是相同的印象，但是你是否知道实际上这两者并不是相同的。用螺旋状绳子交织在一起的图像来展示的是DNA。基因是其中一部分，是指带有由父母传递给子女的遗传信息的部分。

　　如果这样解释，也许会遭到周围人的反感，被认为是纸上谈兵，这一点需注意。请不要自以为傲地向别人述说，而是要牢记在头脑之中。

　　这里还要分享另外一个小知识。如果将DNA从细胞中取

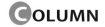

出并完全拉直，到底会有多长呢？

据说长度竟有2米。除了那种身材非常高大的人以外，DNA比自己的身高还要长，着实让人有点吃惊吧。

人类细胞的平均大小是直径20微米左右。简明易懂地说就是0.02毫米。

很难想象如此微小的细胞中居然容纳了长达2米的绳子状的DNA。我们的体内还有很多诸如此类的让人大吃一惊的秘密。

如果用我们的日常生活来比喻细胞的分裂，好比复制文件的操作。如果把文件放入复印机，并按下复印键，就能够复印出完全相同的文件，细胞也是到了某个时期后，就能发挥复制功能，将容纳DNA的细胞核复制成２个。然后，在包裹细胞核的状态下，分裂成２个细胞。

但是，如果斜着放入原来的文件，或墨水不足，就会发生与原件不一致的复印错误，DNA也有可能发生这种同样的复制错误。

例如：如果强行停止细胞分裂的功能无法正常工作，这个细胞就会无限持续增殖，最终成为癌细胞。

引发DNA复制错误的原因有食品添加剂和过量摄取盐分、

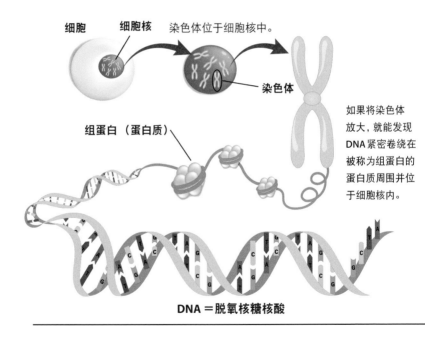

细胞　　细胞核　染色体位于细胞核中。

染色体

组蛋白（蛋白质）

如果将染色体放大，就能发现DNA紧密卷绕在被称为组蛋白的蛋白质周围并位于细胞核内。

DNA ＝脱氧核糖核酸

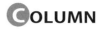

不均衡的饮食、过度的精神压力、吸烟、化学物质和放射线辐射等。

但是你会不会发出"可是"的疑问呢？如果1个细胞被复制并不断增加，仅用1种细胞就可以创造出人类的身体。但是，现实却是有超过200种细胞，生成血液，生成骨骼，生成肌肉。当然，这是有原因的。

DNA里存储了海量的信息。各个信息存在一个又一个的开关，并且会被打开或关闭。如果被打开，这个信息就会工作。如果被关闭，就会进入休息模式。

这些信息的开与关，将决定该细胞能转化为何种细胞。

例如：如果信息A与B被打开，就会转化为血液细胞，如果C与D被打开，就会转化为骨细胞。原本是相同细胞，但是根据哪一个信息被打开而转化为不同类型的细胞，最终被分化成200多种细胞，并生成身体的各个部位。

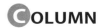

细胞每一天都在我们不了解的地方如此勤勤恳恳地工作。

只要想象一下，我们就会莫名地激动期待吧。

干细胞补充不足的细胞

构建我们身体的细胞是有寿命的。寿命最短的是覆盖在胃和肠道内表面的细胞，寿命约为24小时。红细胞的寿命约3～4个月。皮肤细胞大约每1个月更新一次。如上所述，细胞的寿命从1天到几个月，因不同类型存在差异，细胞一直在不断地死亡和再生。

如果细胞死亡，必须补充新的细胞。承担这个职责的就是"干细胞"。

人体从仅仅的1个受精卵开始，受精卵分裂后细胞的数量增加，细胞将被赋予职责，某个细胞要成为血液细胞，其他细胞要成为骨细胞，这个过程被称为"分化"。例如：骨髓中有造血干细胞，可分化为白细胞和红细胞、血小板等血液细胞。此外还有可分化成与肝脏有关的细胞的肝干细胞、可分化成胰腺相关细胞的胰干细胞、可分化成皮肤细胞的皮肤干细胞等。

干细胞是未分化（分化之前的阶段）的细胞，承担着精确供应必要数量的必要细胞的职责。

例如：发生出血后，如果红细胞不足，就会不断补充可分化为红细胞的细胞。如果发生骨折，干细胞将输送为了粘合骨骼的细胞。干细胞就是所有细胞的源头。

如上所述，干细胞拥有分化成其他类型细胞的能力，同时还有分裂并创造与自己相同的干细胞的能力（自我复制能力）。并且，也是能够无限增殖的细胞。

　　干细胞就是一种有趣的细胞。干细胞反复分裂并且每次都生成与自己具有同样形状与能力的细胞，还能根据需要，变成身体的各种组织细胞。

　　始终保障拥有一定数量的干细胞的同时，如有出现老化或死亡的细胞，就会变成这种细胞予以填补。

　　但是，随着年龄的增长，干细胞数量减少，能力也会下降，无法再填补缺少的细胞。

神奇的干细胞就位于皮下脂肪内

　　本书中介绍的脂肪源性干细胞被称为间充质干细胞（MSC：除了位于脂肪组织之外，还位于骨髓、脐带血、牙髓等之内），已判明其能够分化成各种细胞，不仅能分化成脂肪细胞，还能分化成骨骼、软骨、神经、肌肉、心肌、血管、肝细胞、胰岛细胞（位于胰腺之中的生成胰岛素的细胞团）等。从皮下脂肪这种对任何人来说都近在咫尺的地方发现了可以匹敌iPS细胞的卓越的干细胞。我认为这是一个巨大的发现。

干细胞的2个特性

干细胞的特性①

相同干细胞增殖

自我复制能力

干细胞能够通过反复分裂,创造出与自己具有相同形状与能力的其他细胞。

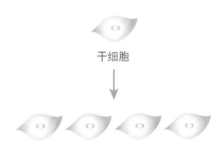

干细胞

干细胞的特性②

变成其他组织细胞

分化能力

干细胞能够根据需要,变成身体的各种组织细胞。

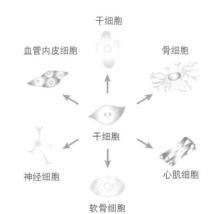

干细胞

血管内皮细胞　　骨细胞

神经细胞　　心肌细胞

干细胞

软骨细胞

并且，有很多干细胞的部位就在脂肪之中也是让我非常很感兴趣的。

社会上大多数人都认为"体脂率越低越显帅！"，脂肪原本就是受嫌弃的。

但是，很难想象实际上脂肪中埋藏着可使我们保持青春健康状态的珍贵宝物。

接受访谈的太田也说他得知这一发现后非常震惊。
他说"我的体重曾经高达110千克，脂肪大量堆积，很讽刺的是我曾经拥有很多宝物吧"。

干细胞治疗是怎样实施的？

太田接受的是采用间充质干细胞的治疗，这是一种通过输液将经过培养的脂肪源性干细胞输入到体内的最常见的方法。在干细胞治疗中，1次输液就能输入8000万个至2亿个干细胞。所有都是全新的干细胞，因此进入体内后将不断填补缺少的细胞。

操作方法很简单。按照如下所述的流程来操作。

脂肪源性间充质干细胞的优势（与骨髓源性间充质细胞的比较）

脂肪源性间充质干细胞相比骨髓源性间充质干细胞，有更具优势的地方。

❶含量较多

骨髓源性间充质干细胞在骨髓细胞中仅含有约0.01%，但是脂肪源性间充质干细胞的数量却相当于骨髓中的间充质干细胞500倍的含量。
骨髓源性间充质干细胞能够提取的数量有限，与此相对，脂肪源性间充质干细胞却能够从全身的脂肪组织中大量提取。

❷产生的各种因子的数量较多

与骨髓源性间充质干细胞相比，脂肪源性间充质干细胞能够产生更多助力器官修复的被称为HGF（肝细胞增殖因子）和VEGF（血管内皮细胞生长因子）的生长因子（再生促进因子）。

❸免疫抑制功能较强

与骨髓源性间充质干细胞相比，脂肪源性间充质干细胞也有很强的免疫抑制功能这一特征。通过动物实验了解到脂肪源性间充质干细胞让肾炎获得奇迹般的改善。

❹即使是老年人的干细胞，也能够实现增殖

随着年龄增长，间充质干细胞的数量也在逐渐减少。年龄增长造成的影响不仅如此，也有报道表明随着年龄增长，骨髓源性MSC的增殖速度将会变缓慢。与此相对，即使是从老年人的脂肪组织获得的脂肪源性间充质干细胞，也能够顺利增殖。

❺采集时对身体造成的负担较小

为提取骨髓源性间充质干细胞，需使用全身麻醉等，因此提取时对患者造成的身体负担较大。与此相对，由于脂肪组织接近身体表面，提取脂肪源性间充质干细胞时对患者造成的身体负担较小。

※引用自名古屋大学 研究生院医学系研究科 病态内科学 肾脏内科的官方网站

①首先是问诊。主治医生在确认病史和服药状况并充分掌握症状和烦恼的基础上开始治疗。

②采血，确认是否感染病毒和细菌。

③在腹部切开几毫米，提取少量的脂肪细胞。将实施局部麻醉，因此几乎没有疼痛。

由经验丰富的专业医生和助手提取脂肪，能够确保与实施普通手术相同的安全性。

④在专业设施的严格管理下，从提取的皮下脂肪中取出干细胞并培养。

一般认为培养的优劣将关系到治疗效果。

⑤培养4～5周后再通过输液输入到体内。采用慢速输液需耗时1个半小时至2小时左右。根据不同症状，每2、3个月输液1次，总共需实施多次输液。

⑥输入干细胞的1～16周后再实施诊察。

包括提取脂肪在内，能够当日往返接受这些治疗。

1 问诊

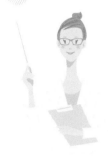

2 采血

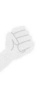

3 采集少量细胞

4 培养细胞

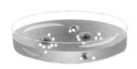

5 通过输液输注干细胞

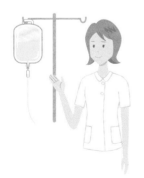

6 诊察

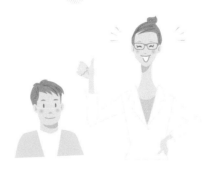

干细胞在体内发挥什么样的功效?

接下来，我将说明输入到体内的干细胞实际上具有什么样的功效。

①被注入到血液内的干细胞在血液内部循环，并将巡查约3个月。

②如果体内有受损的细胞，就会从那个部位发出信号。在血管内巡回的干细胞捕捉到该信号后，就会聚集到发出信号的部位。

③发生紧急事态！干细胞粘附在血管的内侧，撬开血管壁，并奔向患处。然后，深入患处组织。

④深入患处组织内的干细胞将释放特殊物质，促进受损细胞修复和再生的同时，还将用3～4个月的时间激活靶向细胞。

这就是被称为干细胞的"归巢效应"的机制。你不认为这是非常精巧的机制吗？很难想象在身体内进行了那样的事情。

可以将其形容为发生火灾时，刚向消防署通报，消防车就立刻奔赴火灾现场灭火的感觉。

如果消防车或消防员不足、或是性能低劣的消防车，火灾就很难被扑灭吧。请将干细胞治疗想象成时刻准备好的高性能消防车和优秀的消防员。

干细胞的归巢效应

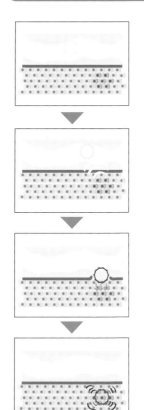

1 在血管内巡视

注入血管的干细胞在血液内部循环。释放避免免疫机能攻击的因子，同时在血管内巡查约3个月。

2 捕捉来自患处的信息

干细胞通过细胞表面的受体捕捉患处发出的信号。血管内的干细胞聚集到患处。

3 撬开血管壁，采取解决对策

粘附在血管内侧，撬开血管壁奔向患处，并深入患处细胞组织。

4 修复、再生患处细胞

干细胞在患处的组织中释放特殊物质，使细胞得到修复或再生。约3~4个月即可转化为靶向细胞。

克隆人类与再生医疗

如复制般创造出另一个自己丨丨。

也许你会觉得这简直就像科幻小说世界里的场景， 但是， 如果使用再生医疗技术， 也并非是不可能的。 即所谓的 "克隆人类"。

1996年在苏格兰诞生了世界首只哺乳类体细胞克隆羊 "多莉"， 并吸引了众多关注。 多莉在很年轻的时候就患病， 于6岁时被实施安乐死， 如今科学技术在不断进步， 创造出了各种克隆动物。 我认为这项技术也许还将有助于再生医疗的发展。

WHO （世界卫生组织） 禁止创造克隆人类。 如果人为地创造人类， 例如： 既能够创造全是由拥有如职业搏击运动员般健壮身体的人组成的军队， 也能够复制很多拥有天才头脑的人， 如此一来， 科学技术也许会实现惊人的发展吧。

就算实现了那样的社会， 那么是否真的可以说我们变得很幸福了呢。 至少在统治者的用意下， 以成为军人为目的创造的人类只有成为军人这条道路。 对于为了成为科学

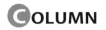

家而创造的人就别无选择了吧。 也就是说， 人类成为统治者的工具的危险性就会很大。

科学技术的发展对助力提高人类的生活质量和健康素质是很重要的， 但是任何事都需要节制。

并且， 科学技术越发展， 就越有必要随时在伦理道德问题上划清界限， 明确 "可以做的事" 与 "不允许做的事"。

"间充质干细胞治疗" 使用患者本人的细胞， 既没有安全方面的问题， 也没有伦理道德方面的担忧。 此外， 诸如付钱更换受损器官即可的人类的傲慢思维是不值得肯定的。

我认为如果阅读本书， 就能够理解这个道理。

Chapter 3

"干细胞医疗在疾病治疗"中的巨大潜力

介意安全性。
是否会引发癌症?

　　相信各位已大致了解了干细胞与治疗的机制和方法。在这里我还希望尽快结合病例来介绍关键的干细胞治疗的巨大潜力,

　　首先希望各位知道并非是在任意一家诊所都能够接受干细胞治疗。

　　诊所要开展干细胞治疗业务,必须接受厚生劳动省认可的委员会的审查。如果审查通过,并取得再生医疗提交计划的计划编号,则可认为能够保证最低限度的安全性。

　　此外,该诊所拥有多大规模的病例数量和治疗人数也很重要。这是因为干细胞治疗是新的治疗方法,因此经验值(知)最为重要。

　　其次,我认为各位担心的是从腹部提取脂肪。但是,虽说是从腹部提取脂肪,仅需切开几毫米左右吸脂而已。届时,将会实施与普通手术同等水平的安全管理,并由专业医生主刀手术。还会实施局部麻醉,因此几乎没有疼痛。术后稍作休息后就能够回家。

此外，如第2章所述，现阶段iPS细胞还存在致癌的风险，因此，好像也有人担心在干细胞治疗中是否也会出现同样的情况，但是引发癌症的风险被认为极其低。

使用自己的干细胞，也没有经过人工操作，还能够从医生那里获得关于安全性和副作用的充分说明。

实际上在2001年以后就没有报道过引发问题的副作用，也没有死亡案例。对新的治疗持慎重态度的人士也许会认为"是否有隐匿副作用的可能性？"至少在我本人调查的范围内还没有这样的可能性。

即使隐匿等，也会有流言扩散，如此一来就无法征集到治疗意愿者。对于希望接受干细胞治疗的那些人士来说，因为是关乎自己身体的事情，因此会拼命地收集信息。他们是在这个基础上做出决断的。

我们为什么会罹患疾病？

由于医院里开设有内科和外科、消化内科、整形外科、心疗内科等很多科室，如果健康状况或身体状态变差去医院就诊，医院则会根据出现症状的部位，将患者导引至不同的接诊窗口。

例如：如果感觉胃不舒服，就会检查胃，如果发炎，医生就会开具抑制炎症的药物。但是，说不定也有可能由于其他部位的原因导致胃部产生炎症。或者，也许是由于神经性胃炎类的精神压力导致的炎症。

如果是精神压力性胃炎，即使用药物来暂时抑制炎症，只要不消除根源的精神压力，就还会出现炎症吧。如果去医院，医生又会开具抑制炎症的药物。导致不断重复这一过程。很遗憾的是，这样做无法从根本上治愈。

我们原本为什么会罹患疾病呢？

例如：在全世界引起巨大骚动的新型冠状病毒和每年肆虐的流感都是由于病毒入侵体内增殖而引起的。癌症是由于细胞内的基因受到损伤，细胞癌变而引起的。导致血管变硬的动脉硬化被认为是心脑疾病的发病原因。

无论哪一种疾病，乍一看似乎病因都有所不同，但如果对任意一种疾病追根溯源，都可以说是由于细胞失去活力而发病的吧。

如果自己的细胞充满活力，病毒是无法轻易入侵的。衰弱的细胞更容易癌变，动脉硬化是由于血管内皮细胞劣化而引起的。如果具有清除病毒和癌细胞功效的免疫细胞失去活力，罹患疾病的风险就会增高。糖尿病的成因是由于胰腺细胞的功效变差，老年痴呆是由于脑神经细胞的问题引起的。

即：疾病的原因是细胞功能下降。

如何才能预防疾病?

如果细胞失去活力就会罹患疾病，单纯地说，只要恢复细胞的活力就可以了。

即使病毒想要入侵到我们的体内，如果细胞有活力，病毒就无法轻易地入侵。

这是因为人体内有负责防御异物入侵的免疫细胞，如果病毒入侵，免疫细胞就会全力驱赶该病毒。即使万一被入侵，免疫细胞将会消灭受感染的细胞，将感染扩散防范于未然。

各位是否知道任何人体内每天都会产生几千个癌细胞? 尽管如此，为什么还是有患癌症的人和没有患癌症的人呢。如果这个人的免疫细胞有活力，就会不断排除异常细胞，避免罹患癌症。如此说来，如果免疫细胞失去活力，癌症细胞将不断持续增殖，不久就会威胁这个人的生命。

在这次始于2020年震撼全世界的新冠疫情中，世界各地都出现了"要提高免疫力"的呼声，也就是要提升细胞的活力。

为此，应该如何做呢？

虽然有各种各样的方法，如之前多次说明的那样，我认为干细胞治疗是最好的方法。

干细胞带来的自然治愈

例如：假如跌倒后蹭破了膝盖。即使用水冲洗后就放任不管，也会在不知不觉之间止血，并形成疮痂，再生出新的皮肤后，伤口愈合。即使对身体实施有创的外科手术，用手术线缝合的伤口不久后也会愈合。

但是，如果是汽车，就不可能有这样的结果。从来就没有听说过发生碰撞凹陷、出现损伤的部位自然修复的事。

像这样经过一定时间后伤口愈合是受益于仅有生物才拥有的自然治愈力。正因为干细胞发挥作用，才会出现自然治愈的现象。

如果受伤，干细胞就会向受伤的部位供应大量细胞进行修复（P51图）。不仅受伤，疾病亦如此。

如果出现细胞不足、老化，干细胞就会输送新的细胞。也就是说，如果提前恢复干细胞的活力，不仅会变得不易罹患疾病，还能够使身体恢复年轻态，并最终治愈疾病。

　　其次，我将介绍太田的体验以及医生实施干细胞医疗后产生疗效的治疗案例。

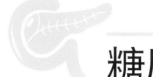

糖尿病

奔赴患有糖尿病的胰腺并全力修复

如此前说明的那样，让太田深受折磨的糖尿病也与干细胞有关联。我们每一天摄取的米饭、面包和面类这些食物中含有很多糖分。糖分被小肠吸收进入血管后，血糖值升高。在这里，如果是健康身体，将分泌被称为胰岛素的激素，将糖分转化为能量，血糖值就会相应下降，不会出现任何问题。

但是，如果胰腺内的分泌胰岛素的细胞劣化，将导致胰岛素分泌不足，血糖一直降不下来。这就是造成糖尿病的原因。

一般来说，糖尿病都从给药开始，通过注射补充胰岛素不足的治疗方法，不能说是根本性的治疗，而且必须持续注射。

当然还需要控制饮食和运动疗法。

无法再分泌胰岛素的胰腺处于发出SOS求救信号的状态，呼吁"救救我！"。原本干细胞应该捕捉到这一信号并奔赴患处……，但是，由于太田当时的干细胞数量较少，并且已经很衰弱，虽然这些肝细胞有努力奔赴，但因能力不足，好像未能补充受损的细胞。糖尿病持续恶化也是情理之中的事。

但是，开始干细胞治疗后，通过向体内输注活力满满的干细胞，状况发生骤变。宛如最先进的消防车、接受过高水准训练的消防员的干细胞大声疾呼"我随时准备出发！"，并奔赴相当于火灾现场的胰腺。然后，转瞬间就成功灭火。与此同时，竟还干净地修复了燃烧的部位，因此，这就像将老旧得即将倾倒的房子重生为坚固的大厦。

实际上，太田经过4次治疗后，代表血糖值的糖化血红蛋白（测量前约1～2个月的平均血糖值）的数值从8.5下降至5.8，恢复到了正常水平。

糖尿病真正的可怕之处在于其引发的各种并发症。出现手指和脚掌疼痛以及麻痹性神经障碍。视网膜异常导致视力恶化、失明。肾功能下降，严重时需要人工透析。动脉硬化不断发展，还有引起心脑部疾病的风险。

太田本人虽然没有出现严重的并发症，但却出现了眼底出血等视力下降、动脉硬化、男性性功能衰退等常见的糖尿病并发症。

如果是男性，相信很容易产生共鸣，男性性功能减退还会让人失去身为男性的自信。有些人甚至被夺走了活下去的勇气。

但是，正因为是敏感的问题，很难向别人咨询。听说不少人最终都是独自闷闷不乐地度过每一天。

据说2次输液治疗结束后——，太田恢复了男性性功能。

即使这种并发症不如危及生命的其他症状那般严重，如果考虑QOL（生活质量＝个人的生活质量），我认为这也是不能忽视的症状。

据说太田在开始治疗之前也是做梦都没想到居然能够从糖尿病的数值和症状中获得如此彻底的解脱。

慢性疼痛

让 1 成以上的日本人都深感烦恼的慢性疼痛

慢性疼痛被视为"超出预期的一般治疗所需时间并持续出现的疼痛"。这里存在源自内心与身体的 3 个原因。

第 1 个是关节炎和糖尿病、癌症浸润导致的压迫、器官损伤导致的疼痛（伤害感受性疼痛）。

第 2 个是带状疱疹等感染症和交通事故皮外伤等导致神经受损引起的疼痛（神经障碍性疼痛）。

第 3 个是心理影响导致的疼痛，抑制脑部过度疼痛的阿片类受体的神经由于精神压力等心理因素而失去功能，并由此引起的疼痛。

据说现在 1 成以上的日本人都为这种慢性疼痛而深感烦恼，由于慢性疼痛，无法集中精力工作，不得不休息等，估算全年的经济损失高达约3700亿日元（在日美国商工会议所ACCJ2011年"关于疾病预防、早期发现及经济负担的意识调查：报告书"）。

慢性疼痛的3个因素

伤害感受性
疼痛

神经障碍性
疼痛

心因性
疼痛

　　日本政府也于2018年3月制定了"慢性疼痛治疗指南"，决定将其作为国家事业推进应对措施。

　　关键是慢性疼痛的治疗方法，以往主要采取给药和神经阻断、激光治疗、近红外线治疗、针灸和正骨等方法。针对心因性疼痛，还采取了心理学、精神学方面的解决对策。

　　除此之外，近年来干细胞治疗也备受关注。这是通过发挥干细胞的抗炎症作用与创伤治愈能力的功效，旨在改善慢性疼痛症状的治疗方法。

以下是50多岁后半期年龄段的某位男性的事例。

从车站的楼梯上摔倒后留下了右臂麻痹与疼痛、腰痛的后遗症。虽然在整形外科接受了X光检查等，但未见异常。高尔夫练习是他的兴趣所在，一直乐在其中。据说此后他再也无法去玩，过着郁郁寡欢的每一天。

据说当他听说通过干细胞治疗也许能够去除烦恼根源的疼痛时，还是半信半疑的，尝试接受治疗后，变得非常轻松，并对治疗效果深感震惊。

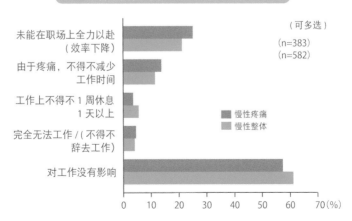

疼痛或慢性疼痛对工作造成的影响

※ 根据 Janssen Pharmaceutical 株式会社实施的慢性疼痛国民意识调查

据说他现在每周都能够往返于高尔夫练习场，非常开心。

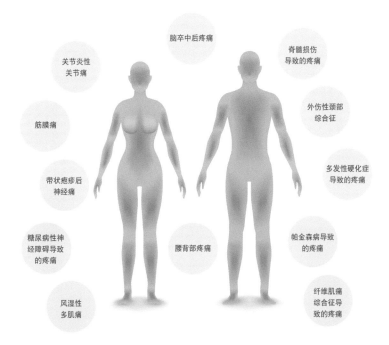

慢性疼痛的干细胞治疗适应症

脑辛中后疼痛

脊髓损伤
导致的疼痛

关节炎性
关节痛

外伤性颈部
综合征

筋膜痛

多发性硬化症
导致的疼痛

带状疱疹后
神经痛

帕金森病导致
的疼痛

糖尿病性神
经障碍导致
的疼痛

腰背部疼痛

纤维肌痛
综合征导
致的疼痛

风湿性
多肌痛

更年期综合征

更年期综合征也将被治愈

因年龄增长引起的老化现象之一有更年期综合征。

绝经前后的很多女性，由于女性激素（雌激素）分泌减少，身体状况变得不稳定。据说平均绝经年龄约为50岁，因此在这前后5年内容易出现更年期综合征（P72—73图）。当然存在个人差异，既有症状严重的人，也有症状轻微的人，还有人几乎没有症状出现，在日常生活不受影响的情况下就度过了绝经期。

症状有上火、出汗、心悸、手脚畏寒、失眠等植物神经紊乱、焦虑感、抑郁心情、恐怖感、疲劳感等精神状况不佳，此外还会出现腰痛和肌肉痛，肠胃不适。

更年期综合征的一般治疗有输注激素类药物的疗法。

这是旨在通过补充减少的雌激素来减缓症状的治疗。对于不愿接受这种激素补充疗法（HRT），并主诉多种症状的人士，也会实施中药治疗。此外，针对精神状态不稳定的人士也可能开具抗抑郁剂和抗焦虑药物。

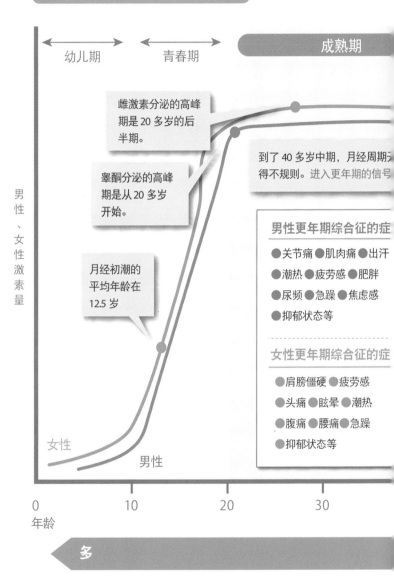

更年期综合征与激素量的变化

幼儿期　　　青春期　　　　　　　　成熟期

男性、女性激素量

雌激素分泌的高峰期是 20 多岁的后半期。

睾酮分泌的高峰期是从 20 多岁开始。

到了 40 多岁中期，月经周期变得不规则。进入更年期的信号

月经初潮的平均年龄在 12.5 岁

男性更年期综合征的症

●关节痛 ●肌肉痛 ●出汗
●潮热 ●疲劳感 ●肥胖
●尿频 ●急躁 ●焦虑感
●抑郁状态等

女性更年期综合征的症

●肩膀僵硬 ●疲劳感
●头痛 ●眩晕 ●潮热
●腹痛 ●腰痛 ●急躁
●抑郁状态等

女性

男性

0　　　　　10　　　　　20　　　　　30
年龄

多

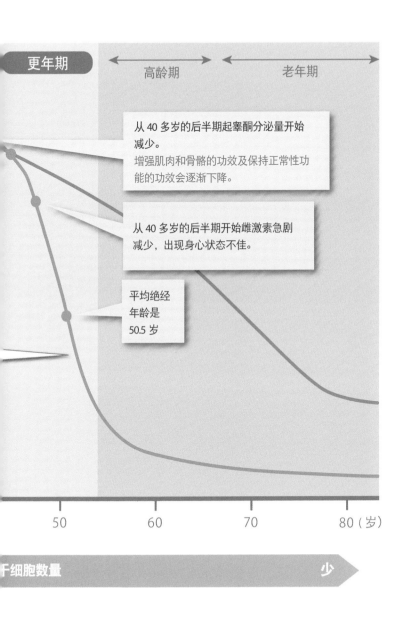

更年期

高龄期

老年期

从 40 多岁的后半期起睾酮分泌量开始减少。
增强肌肉和骨骼的功效及保持正常性功能的功效会逐渐下降。

从 40 多岁的后半期开始雌激素急剧减少，出现身心状态不佳。

平均绝经
年龄是
50.5 岁

50   60   70   80（岁）

干细胞数量   少

但是，这些治疗即使能暂时抑制症状，如果一停药，就可能病情复发。

而干细胞治疗的目的是改善并预防更年期综合征的症状、修复进入更年期后能力逐渐衰弱的细胞及实现组织再生，使细胞重置为年轻状态。

改善更年期慢性关节痛，从早晨5点开始状态绝佳

接下来我将介绍Natural Harmony诊所的副院长岩本麻奈医生的体验分享，她是专业皮肤科医生，曾长期居住巴黎。

"我是一名皮肤科医生，自从干细胞治疗问世后就近距离持续关注其疗效。"我为这种'未来医疗'而感动，并对人类已接近实现理想的根源治疗而激动不已。

虽说如此，在2020年年初之前，由于访日游客的巨大需求，干细胞治疗机构的诊疗日程排得很满，自己的荷包也不宽裕，仅能默默关注。但是，新冠疫情不仅改变了社会，还一下子改变了我的状况和心情。身体是我们生命的资本，也是为了能很好地适应疫情后的生活，出于要解决身体上的一些问题的考量及无法压抑的好奇心，我决定亲身尝试干细胞治疗。

从五十岁左右开始，早晨从床上起来就感到很困难（※NRS＊6）的日子逐渐增多。由于全身关节痛，还出现了手部浮肿和僵硬，夜间的睡眠也很浅。我进入了被激素的恩惠抛弃的更年期。虽然尝试了HRT（激素补充疗法），但未能产生显著疗效，切身感觉到"衰老的真实状态"。40's（40）多岁之前还干劲十足地努力拼搏，现在却灰心丧气。

干细胞治疗的首次输液后，关节痛大幅度减少至1/3以下，第2次输液后恢复到能够从床上跃身而起，手部浮肿与僵硬也完全消除了。晚上睡得很香，饭菜也觉得好吃。不仅如此，曾经略高的血压也从100降到了65左右。从蒸桑拿时的出汗量与指甲和头发的快速生长状态就能够真实感受到干细胞治疗对新陈代谢的促进效果。"再见，武器（＝药物）！"，如果是轻度烫伤和新伤，很快就能痊愈，我非常吃惊。我甚至觉得从下一次输液时开始，干细胞巡视队就能跨越BBB（血脑屏障），刷新脑内。如果真有这样的效果，我就打算将人生余下的旅程完全刷新。

西方医学中最先进的再生医疗的根本逻辑回归到重视体内稳态（详细信息请参考Ｐ91—93）的东方医学，非常耐人寻味。不仅是治疗，从预防医学的观点来看，干细胞还能成为治疗亚健康的名医。在我们的肚子里一直就存在这位自担费用的名医，名副其实终生在职，本愿是希望对人类有所帮助"

还能期待对男性更年期综合征有效

也许很多人认为只有女性才会有更年期综合征，但并不是与男性毫无关系（P72—73图）。

随着年龄增长，女性雌激素将减少，男性雄激素（睾酮）分泌量也将下降。如果在40岁以后开始感觉"体力稍有下降"，那也许是男性更年期综合征的开始。

主要是出现疲惫和失眠、性欲和集中力下降、急躁这些症状。也可能出现抑郁症状或勃起功能障碍（ED）。

由于男性的更年期综合征还未被广泛认识，很多情况下都将上述症状归咎于年龄增长，但这是有确凿根据的更年期综合征。如果完全放置不顾，也许还可能在工作上造成大的失误，在公司内易变得急躁，人际关系恶化，向家人发泄情绪并孤立自己。如果这样的话，还存在精神压力进一步累积、更年期综合征症状恶化等陷入恶性循环的风险。

某位50多岁的男性讲述自己不知从什么时候开始深夜里多次醒来，并为此感到很困惑。据说他的睡眠变得碎片化，睡眠时间也变短，因此无法在白天集中精力工作。

因此，接受干细胞治疗后，对自己能够睡得很香感到吃惊。虽然不是无法进行正常生活的症状，但是不时感觉到的身体不适也逐渐消失，"感觉免疫力也提升了！"，他如此讲述了自己的经历。

特应性皮炎

特应性皮炎的瘙痒减轻

在身边有不少人都为"特应性皮炎"深感烦恼吧。据说实际上日本在2017年时特应性皮炎的推定患者人数高达45万人（厚生劳动省）。

特应性皮炎是自身免疫性疾病中的过敏性皮肤疾病之一。

那么，过敏性疾病是什么呢？

我们的身体所具备的免疫能力，能够在细菌或病毒等对人体有危险的异物入侵体内时，产生击退这些异物的反应，从而保护我们的身体。

通常情况下我们的免疫系统会对无害的物质或极其微量的异物产生过度反应，有时甚至会伤害身体本身。这就是"过敏性疾病"。

虽然目前发病的原因尚不明确，但是多发生在有支气管哮喘、过敏性鼻炎、过敏性结膜炎、特应性皮炎等家族史（家人罹患过的疾病史）和病史（以往罹患过的疾病）的、并具有IgE这种过敏抗体的人群身上。

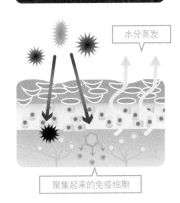

特应性皮炎的症状是患者身上的瘙痒湿疹会反复恶化或好转。

这应该与干燥、出汗、精神压力等各种恶化因素有关。

虽然不是危及生命的疾病，但是就其造成的瘙痒和肌肤外观等来看，肯定是让患者感到烦恼的疾病。

特应性皮炎的一般治疗方法主要有以下三种：使用旨在保持肌肤清洁与保湿的护肤品；抑制炎症的类固醇外用药、内服抗过敏剂；此外，清除螨虫等被视为过敏原因的物质并改善环境。

但是，干细胞治疗在这里也有巨大的潜力。

有一位40多岁男性患者因特应性皮炎而深感烦恼20多年。

稍微有一点刺激，面部就会变红，还有坑坑洼洼的小闭口粉刺。据说出汗后瘙痒就会变严重，因此，他一直避免夏天外出或会出汗的运动。

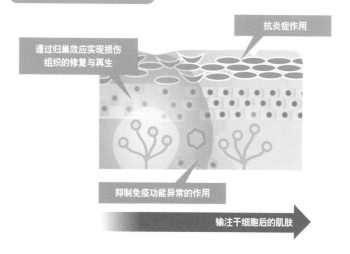

用干细胞治疗

抗炎症作用

通过归巢效应实现损伤组织的修复与再生

抑制免疫功能异常的作用

输注干细胞后的肌肤

　　他从熟人那里听到干细胞治疗的消息后，前来诊所接受问诊。虽然被告知接受这种治疗就有治愈的可能性，但实际上内心最初还是未能立即接受。以往虽然接受过好几种口碑好的治疗，但都未能满足自己的期待，他变得对新的治疗方法半信半疑。

　　即便如此，据说他还是感觉到干细胞治疗与以往的治疗方法不同，具有未知的巨大潜力，因此决心接受治疗。

　　这位男士感觉到皮肤的变化是在第3次输液后。他说瘙痒切实治愈了。还说面部泛红减少，并感觉到闭口粉刺也变得不再明显。

他在服用皮肤科医生开具的口服药（抗过敏剂、抗组胺剂等）的同时接受了干细胞治疗，后来甚至能够逐渐减少用药量。据说他期待无需服药就能消除瘙痒的生活。

免疫细胞间的精细化沟通

此前已说明特应性皮炎属于自身免疫性疾病之一。

恰好在这个时候，新型冠状病毒从2020年春季开始流行，因此现在免疫细胞受到了不少关注。在这里我想略详细地说明一下免疫细胞。

为了不感染新型冠状病毒，坊间盛传"提高免疫力即可"，主管人体免疫力的是我们血液中含有的白细胞。

粒细胞和T细胞、B细胞、树状细胞、巨噬细胞等很多种免疫细胞强强联合，他们在一直守护着人体的健康。如果有充足数量的免疫细胞，并充分发挥功效，即使病毒入侵到体内，也能够立即将其驱逐，因此，即使感染也极有可能无症状，或仅有轻微症状。

免疫细胞之间互相进行精细化沟通，充分发挥功效，确保有组织地清除属于入侵者的病毒。

免疫细胞首先会迅速捕捉病毒入侵的信息，分析是什么样的病毒入侵，并负责将该信息传递给攻击部队。攻击部队收到攻击对象的信息后将立即激活，向病毒发起攻击。

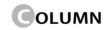

免疫细胞还具有记忆曾入侵过一次的病毒的特征的功效，确保人体不会再次被感染。

也有不喜欢和与其他细胞组群，单独发现病毒后就将其消灭的免疫细胞，并从多方面阻击病毒。

如上所述，不仅限于冠状病毒，免疫细胞还具有保护我们抵御传染病和癌症的功效。

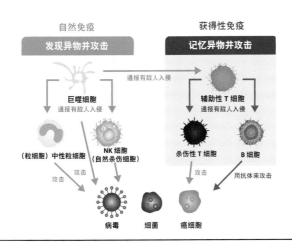

老年痴呆症

预防老年痴呆症也不是梦!?

由于医疗的进步，日本已被称为"长寿大国"。

但是，在人口日益长寿的背后，还面临着不能盲目乐观的状况。据说目前每7位老人（65岁以上）中就有1位老年痴呆患者的事态不就是其中的一种体现吗？

当然，面对这样的状况，医疗并没有只是袖手旁观。京都府立医科大学的山岸久一名誉教授等人的小组于2020年宣布通过研究发现干细胞治疗对导致老年痴呆最常见的病因阿尔茨海默症患者产生了效果，此外，干细胞治疗作为未来的治疗方法也被大众寄予厚望。

对老年痴呆最为重要的是要做到早发现和早治疗。究其原因，这是因为老年痴呆的棘手之处在于一旦发病就很难痊愈。

在老年痴呆的干细胞治疗中，首先将实施检查，以尽早发现老年痴呆的风险。通过检查，不仅能够发现当时已出现的症状，还能够预测包括阿尔茨海默症在内的未来的老年痴呆发病风险。

如果发现有老年痴呆的初期症状，很快就会转入治疗阶段。

首先将实施输液，输液的成分是有望改善脑部血液循环并提升运动功能、激活脑部和提高大脑运算速度的成分。然后，让患者服用添加相同成分的内服药。

接下来就是干细胞治疗。用于这种治疗的是培养干细胞时获得的上清液（P 87图）。虽然这里使用的是别人的干细胞，但是最终细胞将被清除，仅使用安全性很高的营养成分。上清液含有很多被称为细胞因子的物质，这是在干细胞培养过程中释放的一种能够增强细胞活性的物质。通过输液和点鼻、注射等方式向体内输注干细胞培养上清液，进行老年痴呆的预防和治疗。

海马体是脑内的一个部位，脑功能下降是由于掌管我们大脑记忆的核心部分海马体衰老萎缩而引起的。此外，还了解到早在这个海马体萎缩之前，嗅神经（传递嗅觉的感觉神经）的功能会下降。

因此，这是一种通过用干细胞培养上清液点鼻，直接刺激嗅觉以预防及改善老年痴呆的治疗方法。

关于脐带源性干细胞培养上清液

脐带源性干细胞拥有分化、增殖为各种细胞的能力，这是培养这种干细胞时获得的高纯度上清液。这种液体含有丰富的细胞因子群（生长因子、免疫调节因子、抗炎细胞因子、神经生长因子等），因子群是在干细胞培养过程中释放的共有 500～700 种。通过输液和点鼻、皮下注射等输注到体内，用以预防及治疗老年痴呆与阿尔茨海默症等

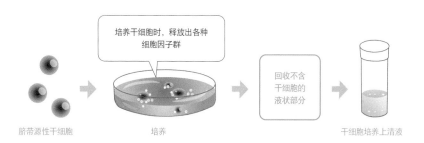

培养干细胞时，释放出各种细胞因子群

回收不含干细胞的液状部分

脐带源性干细胞   培养   干细胞培养上清液

※ 由于脐带源性干细胞培养上清液内不含细胞，不属于再生医疗法的管制对象。

给药方法以及作用与适应症

点鼻	老年痴呆、阿尔茨海默症、脑活性治疗
静脉输液	血管再生、血管新生作用（改善及预防动脉硬化病变和病情发展、ED 治疗等） 免疫调节作用（过敏性疾病、自身免疫性疾病） 神经细胞的修复、再生作用（脑梗塞、脊髓损伤） 骨再生作用（骨质疏松症、牙龈炎） scavengers（清除活性氧）作用（疲劳恢复、预防生活习惯病等） 促进体内干细胞分化的作用（提升自我再生能力等） 组织修复作用（肝功能障碍、间质性肺炎）
皮下注射	抗炎症作用（促进损伤部位与炎症部位的治愈、减轻肩膀僵硬和腰痛等疼痛） 美容作用（治疗皱纹和松弛、肌肤粗糙） 增发、养发作用（治疗发量减少、男性脱毛症（AGA））
涂抹、药物离子导入	美容作用（治疗皱纹和松弛、肌肤粗糙）

被认为掌管大脑记忆的的海马体与嗅神经直接相连，上清液的信息通过嗅神经被传达到包括海马体在内的大脑边缘系统。通过近年来的研究发现嗅神经与海马体具备再生能力，并了解到通过有效地刺激具有很强再生能力的嗅神经，能够令嗅神经细胞获得再生，这种刺激还将传递给海马体，使海马体和周围的神经细胞的功效被激活。

健忘症获得奇迹般的改善

我想到了一定年龄以后的人都有这样的经历，想不起人的姓名或物品的名称，直呼："哎呀，那个人，那个人，叫什么名字来着？"并感觉非常着急。

一位50多岁前半期的女性由于频繁出现健忘而感到担忧，并前来接受干细胞治疗。她每次出现健忘好像都会感到担忧，不清楚到底是由于更年期的原因，还是老年痴呆的开始。

据说第3次输液治疗结束后，健忘症竟然奇迹般地改善了。无论是别人的名字还是昨天发生的事情都能非常顺利地想起，能够感觉到头脑的转动有了明显的改善。

EGF（表皮细胞生长因子）................. 向掌管肌肤新陈代谢（turn over）作用的表皮干细胞发出指示，使表皮细胞增殖。

aFGF（成纤维细胞成长因子）........... 刺激位于真皮上层部的乳头层中的真皮干细胞，使成纤维细胞增殖。

VEGF（血管内皮细胞生长因子）...... 发挥生成新生血管的作用。

KGF,FGF-7（毛母细胞生长因子）..... 作用于毛母干细胞，促进养发和生发。

IGF-I（类胰岛素生长因子）................. 具有胰岛素类物质所具有的代谢活性作用，有较弱的降血糖作用。

PDGF（血小板源性生长因子）.......... 促进成纤维细胞增殖。

　　记忆力也变好了，即使不做记录，也能够牢牢记住日程。据说计算速度也变快了，甚至达到不太需要使用电子计算器的程度。

　　另外，感觉有些老花眼的眼睛看东西时也能够看清楚了。不戴老花镜就能阅读报纸和杂志。据说与别人见面交谈也很愉快，变得不再感到焦虑和寂寞。

脐带源性干细胞培养上清液的体内移动路径

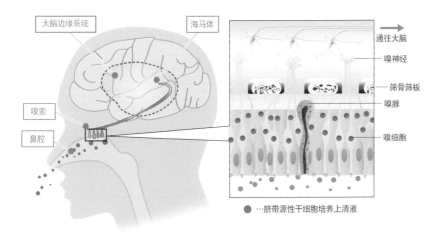

大脑边缘系统

海马体

嗅索

鼻腔

通往大脑

嗅神经

筛骨筛板

嗅腺

嗅细胞

● …脐带源性干细胞培养上清液

随着年龄增长，有不少人都担心老年痴呆。从"预防"的观点来看，这样的治疗也是值得关注的。

人体具备的体内稳态

　　人体具备在平衡稳态被打破后努力复原的功能。即使体温和血液量、血糖值、浓度、心率等人体内环境发生一定程度的变化，也会保持一定的水平。将这种功能称为体内稳态（homeostasis）。正因为有体内稳态，我们才能够维持健康。

　　例如：就体温来说，脑部感知外界气温与体温并判断状况，为了让身体内部保持一定温度，会控制出汗量。如果体温上升，就会发挥出汗的功能。于是通过汽化热让体温下降。体温降低后，就关闭汗腺，确保不出汗。有时因为感觉冷而起鸡皮疙瘩，那是汗腺被关闭的状态。如果体温进一步下降，就会哆嗦得直发抖。通过让肌肉颤抖，促使身体产生热量。

　　没有人会想到在体温上升时，自己出汗，降低体温等。起鸡皮疙瘩，哆嗦得直发抖也不是人类自己的意愿。然而，身体为了恢复到正常温度而自发地发挥体温调节作用。即使我们不努力，身体仍将为了保持健康而努力工作。支持这样的体内稳态的是"植物性神经系统"、"内分泌系统"、"免疫系统"。

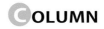

体内稳态的功效

例如

炎热的时候

寒冷的时候

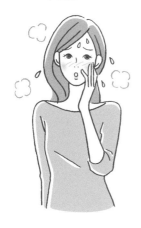

为了降低体温而出汗

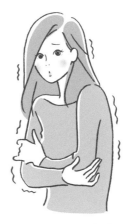

为了提高体温而让身体颤抖

　　植物性神经是向全身传达脑部发出的指令的器官。是与人的主观意志毫无关系地发挥作用的神经，控制消化器官、血管系统、内分泌腺等的功效。

　　内分泌是指甲状腺和肾上腺等分泌激素的器官。激素与体温调节、睡眠、食欲等生存的基本需求密切相关。

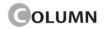

免疫是旨在保护身体抵御病毒和细菌这些外敌和癌细胞的功能。

通过这3种机制互相合作，保持均衡，体内稳态才能正常发挥功能，守护人体健康。

我深切体会到人类身体的神奇，并深感钦佩。认为全凭自己的力量就能生存只不过是一种傲慢的偏见。

如果对植物性神经、内分泌、免疫的任意一项追根溯源，都是由细胞构成的。

这样的话，位于体内稳态的根基的就是干细胞。您已经充分了解了吧。

如果干细胞年轻有活力，随时提供充满活力的细胞，保持彼此的网络健全，体内稳态就能充分发挥功能。

变形性膝关节病

捕捉膝盖的软骨发出的SOS求救信号

据说随着年龄增长，变形性膝关节病容易出现症状。

据说过了50多岁后反映有此症状的患者在增多，并且其中有6成的人都伴随步行障碍。这种疾病主要是由于年龄增长导致关节滑液粘度下降、肥胖给膝盖造成巨大负担或肌肉衰老等，位于膝关节内的软骨发生磨损，并由于炎症的影响而被破坏，产生疼痛和步行障碍等。

变形性膝关节病也与糖尿病相同，还未发现根本性的治疗方法，一般的治疗方法是往膝盖内注射补充关节滑液缓冲性的透明质酸，减缓疼痛，如果病情变得严重，为了放入钛或钢材质人工关节，还必须要实施手术。

即使为变形性膝关节病而烦恼，也许几乎所有人都认为"这是由于年龄增长造成的没办法的事"并决定放弃，但如果从细胞的观点来看，我认为还有充分的改善的可能性。

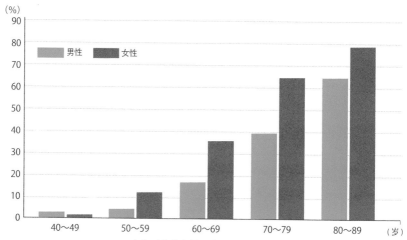

变形性膝关节病在不同年龄、不同性别人群中所占的比例

(%)

男性　女性

40～49　50～59　60～69　70～79　80～89　(岁)

出处：古贺良生 编辑《变形性膝关节病—病态与保存疗法》(南江堂 2008)

　　掌握改善核心的是软骨。软骨在关节中起到缓冲的作用。但是，经过长期使用后软骨发生磨损，骨与骨之间互相碰撞会引起炎症。

正常的膝关节

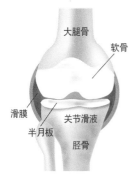

変形性膝关节病
初期的膝关节

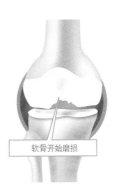

変形性膝关节病中期的
膝关节

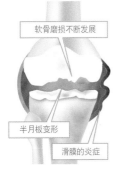

変形性膝关节病末期的
膝关节

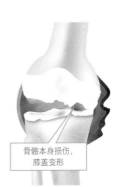

抗炎症作用带来的镇痛效果

干细胞分泌被称为细胞因子的生长因子和免疫调节因子、抗炎细胞因子等。可以认为由此发挥抑制炎症的效果，缓解疼痛。

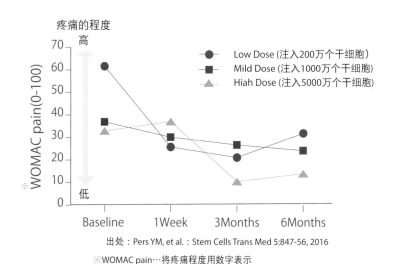

疼痛的程度

高

70

60

50

40

30

20

10

0

低

WOMAC pain(0-100)

※

● Low Dose (注入200万个干细胞)
■ Mild Dose (注入1000万个干细胞)
▲ Hiah Dose (注入5000万个干细胞)

Baseline　1Week　3Months　6Months

出处：Pers YM, et al.：Stem Cells Trans Med 5:847-56, 2016
※WOMAC pain…将疼痛程度用数字表示

此时在膝盖中发生了什么情况呢——

软骨细胞拼命地发出SOS求救信号。

我想各位已经了解接收这个SOS求救信号的就是干细胞。但是，如果干细胞数量稀少且没有活力，就来不及进行组织修复，

也有膝盖软骨厚度增加的案例

此外，还能够期待进入体内的干细胞对受损关节软骨修复的效果。

在海外的治疗案例中，有报道通过注入干细胞使膝盖软骨厚度增加的案例。另外，还能够期待改善关节的滑动，使变硬的关节囊柔软度提高的效果。

出处：Pers YM, et al.: Stem Cells Trans Med 5:847-56, 201

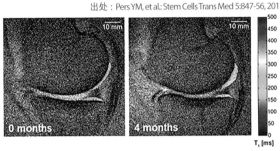

※ 与治疗前(左图)相比,可见 4 个月后(右图)膝盖软骨的厚度增加了。

缓和治疗与手术以外的第3个选择

以往的治疗只有注入透明质酸的缓和治疗和接受大规模手术这 2 个方法可供选择。在此基础上,通过增加再生医疗,能够有望实现延缓症状发展,恢复膝盖功能。

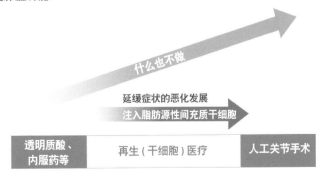

什么也不做

延缓症状的恶化发展

注入脂肪源性间充质干细胞

| 透明质酸、内服药等 | 再生(干细胞)医疗 | 人工关节手术 |

膝盖的疼痛会不断恶化。如果有足够数量的有活力的干细胞，就会立即奔赴膝盖患处，对磨损的软骨进行修复与再生。

变形性膝关节病的干细胞治疗不是采用此前说明的输液方法，而是采用向膝关节注入的局部给药方式。局部给药方式此外还被用于乳房重塑和脊髓损伤治疗。

变形性膝关节病是女性常见的疾病，据说其男女比例达到1比4。

据说某位80多岁的女性不知道自己还能够行走到什么时候，深感焦虑，最终到了一步步向前挪动的程度后才去了医院。虽然整形外科的医生向她推荐置换人工关节的手术，但她考虑到住院（一般来说，约需住院1个月）和此后的康复训练，无法做出决断。

据说这个时候她60多岁的女儿了解到有采用干细胞局部注射的治疗方法并向她母亲推荐，告诉她比做手术更轻松，劝她不妨尝试一下，于是才开始治疗。

尝试接受治疗后，膝盖的疼痛消失了，这位女性感到非常高兴。然后，她还说上下楼梯也变得非常轻松。

脊髓损伤症

从脊髓损伤导致的完全瘫痪开始逐步恢复感觉

由于交通事故或跌倒等原因脊髓受到损伤，使运动与感觉产生很大障碍的脊髓损伤。有的情况下，对此后的日常生活造成巨大障碍的可能性也并不小。

涩谷真子（1991年生）在2018年7月时作为修建日式茅草屋顶的专业工匠的学徒，爬上屋顶作业时从约3米的高处跌落。造成第八胸椎损伤的脊髓损伤。当时胸口以下失去知觉，出现了排泄障碍。肛门括约肌也没有收缩，被诊断为完全瘫痪。

结束急性期的治疗后，在康复训练设施内住院并往返于医院进行康复训练，此后主要在家里实施穿戴下肢假肢的步行康复训练，从2021年1月开始在福冈市的诊所内开始注入干细胞的治疗。从3月开始同时还进行正规的康复训练。身体的变化一点点呈现出来了。能够在自己用力时感知到骨盆周围和臀部肌肉在运动的感觉。据说她还感觉到皮肤的深处有某种变化。对脚部用力的话，还感觉到膝盖周围发痒。

并且，排泄障碍也得以改善。会出现腹泻时的坐立不安的感觉，急忙去洗手间后，几乎没有再出现排便失败。虽然现在还接受人工取便，但是在排泄时能够感知未能排干净的感觉，如果发出用力排便的信号，据说还能够真实感受到大肠卖力排便的场景。此外，还能够感受到痛经。虽然皮肤表面还没有感觉，但是已经能够比以前获知更多皮肤深部的感觉。

现在，涩谷作为运营"现代魔法公主Maco"的 YouTuber（视频博主）活跃在网络世界。她介绍脊椎损伤女性患者的真实状况的样子非常优秀。

她现在仍在坚持持续治疗。很期待她今后会改善到何种程度。

Chapter 4

"衰老"与抗衰老

衰老的原因①~生锈~

无论是电器产品、西服还是住宅，任何物品长期使用后都会变旧。汽车也一样，即便刚购买时闪闪发亮，如果用过5年、10年，就会留下伤痕、颜色变暗、发动机状况欠佳。

即使是作为"人生归宿"购买的住宅，经过几十年后，也会变得窗户难以打开，漏雨、地面发出嘎吱嘎吱的声响。人类的身体也一样，如果长期使用，各处出现故障其实也没有什么不可思议的。

经常被人提起的是"氧化"，即：身体生锈。

我们人类生存不可缺少的物质之一是通过呼吸吸收的氧气。应该将氧气称为创造生命活动所需能量的燃料。将氧气吸入体内时，一部分将变成成为氧化根源的物质——"活性氧"。

活性氧有帮助我们驱逐入侵体内的细菌或病毒的作用，另一方面，据说如果活性氧过度产生，就会损伤DNA和蛋白质，导致这些功能下降。关注抗衰老的人士也许对此非常熟悉吧。

例如：如果生成使肌肤保持青春靓丽的成分的细胞因为活性氧受到损伤，当然就会产生皱纹和松弛。此外，据说还将成为导致癌症、心血管疾病和生活习惯病等各种疾病的因素。

那么，我们的每一天是如何与活性氧造成的这些负面因素共存的呢？

这是受益于我们原本同时具备的抗氧化系统帮助我们实现了与产生的活性氧之间的平衡。

但是，由于紫外线和放射线、空气污染和精神压力、吸烟等产生过剩的活性氧，与抗氧化系统间的平衡状态遭到破坏，人体就会陷入被称为"氧化应激"的状态。据说值得依靠的抗氧化作用的高峰是在20多岁，随着年龄增长，会产生过剩的活性氧，因此也不难理解由此将引起进一步促进老化的恶性循环。

衰老的原因②~焦糊~

其次，应该称为"身体焦糊"的"糖化"也是促进老化的一个原因。

如果联想在面粉中加入砂糖和鸡蛋，烤成焦黄的松饼，也许就会容易理解。将蛋白质（面粉和鸡蛋）与糖（砂糖）通过加热结合在一起并呈现焦糊的状态称为"糖化"。我们的身体内也发生了这样的反应。

平常，我们通过饮食等摄取的糖分在胰岛素的作用下被肝脏和肌肉吸收，并被作为能量源使用。

但是，如果持续过量饮食和运动不足导致糖分无法被充分吸收，持续处于高血糖状态时，血液中的糖分就会与体内的蛋白质相结合生成被称为AGE（晚期糖基化终末产物〈也称为AGES〉）的促进老化的物质。

这个AGE是无赖，如果沉着到皮肤的细胞内，就会出现皱纹和肤色暗沉的现象；如果头发的蛋白质发生糖化，就会失去张力和光泽，呈现明显的干枯状态。此外，AGE甚至还被指出与动脉硬化和肾功能下降、阿尔茨海默症存在关联。如上所述，将由于糖化导致身体出现各种影响的状态称为"糖化应激"。

此外受关注的还有"炎症"。发烧和伴随发红、肿胀的防御反应原本是为了清除进入体内的异物，据说问题在于体内出现的不太能感觉到的反复发作的轻度慢性炎症。牙周病和过敏、肥胖、吸烟和紫外线等是导致慢性炎症的原因，慢性炎症将损伤血管和器官的细胞，促进老化。

另外，我已反复多次说明过，年龄增长导致干细胞减少也必然会成为老化的一个重要原因。

虽然这样的原因导致的老化是生物摆脱不了的命运，但应该不是完全没有尽量延缓衰老的方法。

如何才能预防老化？

如果汽车出现损伤，只要不去修理厂维修，伤痕就不会消失。人类的身体会怎样呢？

跌倒后即使出现擦伤，不久后就会痊愈。人类具备治愈力，因为新的细胞会陆续聚集到受伤部位，并主动修复。

老化也一样，如果细胞有活力，即使有皱纹或色斑形成，新的细胞将对其进行修复。但是，随着年龄增长，细胞逐渐失去活力，即使有皱纹或色斑形成，也变得无法修复。

无论怎样通过化妆来遮盖皱纹或色斑保持表面上的年轻态，都无法实现真正意义上的防止老化，各位能够理解这个道理吧。

预防老化的唯一方法仍然还是要激活构建我们身体的细胞本身。

注意饮食，确保适度运动当然也是提升细胞活力所必须的。但是，如果希望从根本上恢复细胞的年轻态，与预防疾病相同，希望您关注干细胞。

在这里，我希望介绍通过干细胞治疗延缓老化的案例，在此之前，还是先对老化进行略详细一些的说明。

食物与疾病和老化是否有关系？

我们每一天吃的食物都将成为自己的骨骼和肌肉，因此，吃什么，如何吃与疾病和老化应该不是没有关系的。

即使头脑明白这样的道理，控制饮食也需要很强的意志，在美食如此丰富的现今日本社会，战胜食物的诱惑是极为困难的事情。

太田也说他认为自己备受重度糖尿病折磨的原因是吃得过饱，当然，据说医生曾强烈建议他控制饮食。

好像太田最初也努力控制饮食，通过摄取不含糖的食物来忍耐，导致精神压力不断积累。到了最后，他突然改变态度："我决定不再忍耐！死了也没关系，我要随意吃自己喜欢的食物！"并果断停止控制饮食。

如果一直保持那样的状态，什么也不做，估计细胞就会不断劣化，身体变得消瘦且皱纹堆砌，也许不久就将凄惨地结束生命。但是，有幸与干细胞治疗相遇后，让他拥有了无需再为控制饮食而烦恼的健康身体。尤其对于自称为吃货的太田来说，控制饮食是很痛苦的，竟夺走了他活下去的底气。

食物对于创造新的细胞是非常重要的。例如：如果过量食用含有很多食品添加剂的方便食品和高脂食品等已氧化的食物，也会成为引发氧化应激的原因之一，笔者在P105说明过氧化应激将会促进老化。

但是，如果针对更加根本的细胞再生机制来采取解决对策，也可以说不必那么在意饮食吧。

虽说如此，并不是说可以忽视饮食。

常言道"肚子八分饱，不用把医找"，还是应该避免暴饮暴食，注意确保均衡的适量饮食。

精神压力是否会促使身体生锈?

精神压力是指从外部接受各种刺激时的紧张状态。被上司严厉斥责后，感到很气愤，闷闷不乐。如果忙于应付超过自己能力所及的工作，就会出现情绪急躁的问题。受新型冠状病毒的影响，事业开展不顺利的话，就会增加对未来的焦虑。如果被诊断为癌症，大多数人都无法心平气和。

这些全部都是精神压力。只要我们活着，就不可能做到与压力无缘。极端点说，也许可以说活着本身就是压力。

反过来正因为有压力，才有动力。直面并克服困难时所获得的成就感还是很特别的。有适度的紧张感，生活才有努力的劲头。压力对于我们来说也绝非都是坏事。

但是，如果在平常陷入食欲下降，持续失眠的状态，就可以反思"这是否是精神压力过大？"。

如果承受巨大的压力，如P105所述，体内就会产生大量的促使细胞氧化的活性氧。由于氧化，细胞逐渐失去活力，免疫力也会随之下降。因此，就会生病或加快老化。

尤其是现代人容易过度工作而承受巨大的压力。

实际上在厚生劳动省实施的2018年劳动安全卫生调查中，回答"在职场内存在让人感到很大压力的事情"的受访者占58%，竟然高达约6成。针对"对什么感到有很大压力呢"的提问，回答"工作的质和量"的受访者占6成。

最近也许是受到新冠疫情的影响，多少有些改善，现代社会中的确有不少人都是从早晨一直工作到深夜。现在经常提到"工作方式改革"等，据调查，不包括兼职工在内实际上 2017年度普通劳动者的劳动时间全年约为2000小时，在长达20年的期间内，几乎没有发生变化（NISSAY基础研究所）。

这样的话，也不难理解肉体上和精神上都变得精疲力尽，细胞也将加快氧化。

此外，如果有精神压力，为了发泄压力而暴饮暴食等，愈发容易过那种会给细胞造成损伤的生活。现实中确有暴露在压力之下的人面临身体状况变差的因素，并由于疲劳和精神上的焦虑，看起来比实际年龄更显老。因此，我认为能够发现比较健康的压力释放的方法就好了。

可是，其中也有人虽然每天都忙忙碌碌，但却能保持年轻健康的状态。我认为这样的人拥有很强大的抗压体质。也许拥有很强大的抗压体质的人即使活性氧过剩生成，细胞也有足够的活力发挥与之抗衡的抗氧化作用。也就是说，如果细胞有活力，即使稍微有点压力也不会受到影响，相反还会成为能够将压力转化为能量的人。

重返年轻是怎么一回事?

人体的生长发育是通过细胞的反复分裂完成的。但是，细胞在多次反复分裂的过程中将逐渐劣化。

接近极限的细胞不仅自身会老化，还会向周围的细胞散播促进老化的物质，引发组织和器官的功能下降。这样说也许会被骂，即人体内也存在社会上所谓的 "老害" 现象。

年轻时能够清除人体内功能衰老的细胞，补充新的细胞，因此，"老害" 的影响被控制在最低限度。但是，随着年龄增长，细胞更替的速度变缓慢，老化不断进行性的发展。

即：所谓重返年轻是指加快细胞更替的速度。

即使是公司，如果都是老年人的话组织会停滞不前，因此才会不断让年轻人加入，以提升组织的活力。促进年轻人（细胞!?）加入的系统好好地发挥作用，也是身体重返年轻的秘诀。

关于抗衰老?

不知从何时起，就开始听说"抗衰老（antiaging）"这个词。

anti的意思是"反对、对抗"，aging是指"年龄增长"。这两个单词合起来后的antiaging（anti—aging）具有"抑制身心老化，尽可能永葆青春"的意思。对于希望永葆青春靓丽的人来说，这个词听起来简直就像甘甜的蜜汁一般，因此在各种健康方法、美容方法中被广泛使用。

我们1年增长1岁，对所有人都是平等的。这是很难回避的现实。健康的年龄增长属于良性的"正常老化"。但是，很多人都存在精神压力和不良习惯等问题，老化造成的身体变化有可能发展为疾病。与此对抗的是抗衰老，实际意义是"对抗病态衰老"。

通过检查尽早诊断老化的征兆，通过对病态老化带来的身体变化进行医学干预来延长健康寿命的措施就是"抗老化医学"。

抗衰老总给人以概念先行一步，实际仍在孤独前行的印象，日本抗衰老医学会认为，为了从医学的角度来说明抗衰老，将其定义为必须是"以享受健康长寿为目标的理论性、实践性科学"。不是跟着"感觉还不错"的氛围随波逐流，而是希望选择有精准科学依据的抗衰老方法。

为什么同龄人当中既有衰老的人也有相对年轻的人？

在社会上被称为"中年"的一代人举办的同学会上，几乎是所谓的"大叔"、"大妈"齐聚一堂。

本该期待与中学或高中时代倾慕的王子或班花重逢，但是真的见面后，就会惊呼"啊呀呀!?"，感到非常失望。我想也有人有过这样的经历吧。但是，其中也有不负期待，始终保持让人憧憬的年轻态的人。

有的人虽然50岁，但看起来像是60岁，也有人被误认为40岁。这个差异究竟是什么呢？

决定外观年龄的重大关键要素有3项。

"肌肤"、"头发""体型"。

随着年龄增长……

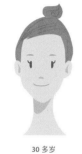

30 多岁

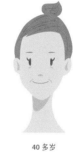

40 多岁

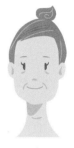

50 多岁

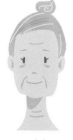

60 多岁

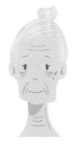

70 多岁

首先肌肤是否有透明感是关键要点。如果肌肤缺水干燥，纹理紊乱，看起来就会显得肤色暗沉。老旧角质残留在肌肤表面，表面不再光滑也是造成肤色暗沉的原因。

并且，皱纹和松弛也会导致失去透明感。

其次是头发。如果白头发增加，或发量减少，头发干枯缺少水分，无论如何都会显老。

此外，下腹明显突出，手臂或下巴上有赘肉的体型也会看起来显老。不仅是体型，如果姿势也是驼背状，无论如何都容易被看成是老年人。

接下来看一下延缓这种老化的实际治疗案例。

为什么会形成色斑和皱纹？

为什么随着年龄增长会形成令各位深感烦恼的色斑和皱纹呢？

皮肤受到紫外线等刺激后，会激活黑色素细胞这种色素细胞，生成很多被称为麦拉宁色素的物质。麦拉宁色素是一种黑色素，原本是为了保护肌肤抵御紫外线而存在的。将这种麦拉宁色素沉着在肌肤中的现象称为色斑。

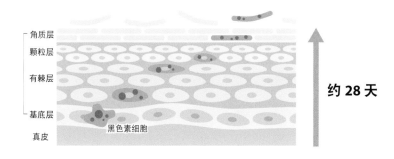

角质层
颗粒层
有棘层
基底层
真皮

黑色素细胞

约 28 天

正常情况下，肌肤深层的细胞不断上升到肌肤表面，成为污垢并脱落，由于这种被称为"新陈代谢（turn over）"的肌肤重生机制，麦拉宁色素与陈旧的表皮细胞一起经过28天左右后就会被自然排出。

年轻时即使在海边晒黑，经过1个月后就能恢复原来的肌肤，这是因为肌肤新陈代谢非常顺利。

但是，随着年龄增长，肌肤新陈代谢变得紊乱。据说从30多岁到40多岁，肌肤新陈代谢需耗时45天。

此外，睡眠不足或精神压力、饮食不规律和疲劳等也会造成肌肤新陈代谢紊乱。如果肌肤新陈代谢紊乱，麦拉宁色素就会残留在皮肤里。将来就会变成色斑。

其次，形成皱纹的原因有几个。

如果肌肤干燥粗糙，就会形成细小的皱纹，如果对此放任不顾，将会变成大的皱纹。 此外，如果肌肤受到紫外线损伤，胶原蛋白就会减少，并容易形成皱纹。胶原蛋白是保持肌肤润泽和张力的蛋白质。

另一方面，眉间的皱纹和嘴部的皱纹等是由于表情而形成的。如果肌肤有张力，微笑时形成的皱纹很快会消失，但是如果老化后，这些痕迹就无法再消失。

早晨醒来后打算洗脸时，观察镜子里的自己，发现有清晰的枕头压痕！你是否曾因为这些痕迹很难消失而感到焦虑？随着年龄增长，肌肤失去张力、变得松弛，年轻时会立即消失的痕迹也很难再立即消失。

希望重塑年轻肌肤的人士如果接受干细胞治疗，将为肤色暗沉的皮肤供应新鲜的细胞，对肌肤带来积极的影响。

但是，在血管内巡回的干细胞会优先奔赴有紧急需要的部位，如果希望专注美肌效果，推荐采用能更加高效地重塑年轻肌肤的移植"成纤维细胞"的方法。

移植成纤维细胞

我们的皮肤里也有很多干细胞。

这些干细胞将生成"成纤维细胞","成纤维细胞"存在于皮肤深处的真皮层。

成纤维细胞是一种生成保持美肌成分的细胞,这些成分是:胶原蛋白(担负连接细胞的职责,是一种让肌肤具备张力和弹力的蛋白质)、透明质酸(位于细胞间,是一种积蓄水分的糖分,起到细胞间连接或缓冲的作用)、弹性蛋白(是一种与胶原蛋白捆绑共生并具有弹性特征的蛋白质)。

移植成纤维细胞后的恢复情况

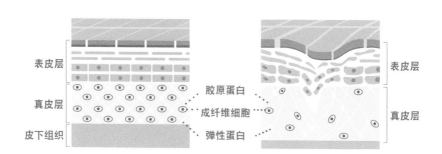

表皮层　真皮层　皮下组织　胶原蛋白　成纤维细胞　弹性蛋白　表皮层　真皮层

　　位于真皮层的成纤维细胞并不是不断地生成胶原蛋白和透明质酸、弹性蛋白，而是由于紫外线或自由基（虽然活性氧还承担防止病毒和细菌、霉菌等预防人体感染微生物的职责，但是据说如果生成过剩的活性氧，就会导致身体被氧化，引起各种疾病和癌症）等导致细胞被破坏时，仅重新生成必要的数量。

　　此外，皮肤受伤时也将开始大量生成胶原蛋白等蛋白质，修复伤口。可以认为成纤维细胞具备旨在保持健康肌肤的类似于指挥塔的作用。

　　但是，由于年龄增长，成纤维细胞减少，或功效减弱，就会引起皱纹和松弛等老化现象。

移植成纤维细胞后的恢复情况

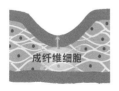

1. 刚移植后

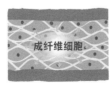

2. 2 周 ~1 个月后

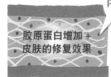

3. 半年 ~1 年后

POINT!

从自己的皮肤内提取成纤维细胞，增殖培养至约 1 万倍。生成很多充满活力的成纤维细胞，并通过注射移植到想要抗衰老的部位，这就是成纤维细胞治疗。

例如：如果介意眼尾的皱纹，则将成纤维细胞移植到这个部位。移植成纤维细胞后，将不断生成胶原蛋白和透明质酸、弹性蛋白，有的人仅仅是移植到眼尾部就使整个面部重返年轻态，并为此非常开心。

毛孔和眼部下方的松弛不再明显

某位30多岁后半期的女性。以往都有"25岁是肌肤的转折点"

成纤维细胞治疗与其他美容法的比较

成纤维细胞治疗是一种通过移植成纤维细胞来促进肌肤功能本身再生的治疗，成纤维细胞随着年龄增长而逐渐减少。不是注射透明质酸那样快速改善与变化，而是症状逐渐自然地改善。

疗法	原料	持续时长	副作用
成纤维细胞治疗	患者本人的成纤维细胞	约 2~3 年	几乎没有
透明质酸	源于非动物成分	几个月	少
肉毒素	肉毒杆菌的毒素	几个月	普通的药物水平
热玛吉（ThermaCool）	RF 射频	约半年	少

采用移植成纤维细胞的再生美容的适应症状

可以期待对因年龄增长皱纹和松弛变得显著的部位发挥效果。

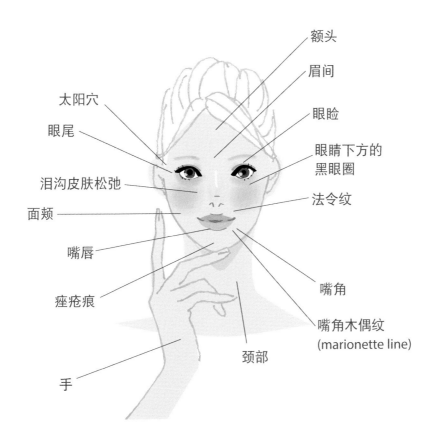

太阳穴

眼尾

泪沟皮肤松弛

面颊

嘴唇

痤疮痕

手

额头

眉间

眼睑

眼睛下方的
黑眼圈

法令纹

嘴角

嘴角木偶纹
(marionette line)

颈部

之类的说法，说起 30 多岁后半期，那是可切实感受到出现肌肤衰老的年纪。因此，这位女性也思考如何才能尽量保持年轻的肌肤，好像还收集了各种各样的信息。

一般来说，认为注射透明质酸有利于改善肌肤老化，也有意见称效果不持久，并且这位女性对于往自己体内植入人工产品还存在抵触情绪，因此一直无法做出决断。

据说这个时候她了解到干细胞治疗。

她认为成纤维细胞移植是将自体细胞培养后再移回体内的治疗方法，因此，如果使用自己体内原本就有的细胞，一定不易出现副作用，甚至可能还有持久效果吧。并最终决定接受治疗。

在几次接受治疗的过程中，能够感受到逐渐发生的变化。曾经很介意的毛孔和眼部下方的松弛、皱纹逐渐变得不再明显。

令人开心的是每次照镜子都能够看到整个面部重现年轻状态，因此好像也逐渐恢复了自信。

据说不少人都因为面临肌肤烦恼而前来诊所就诊。

一位40多岁后半期的人士被认为"显现年龄"的颈部皱纹消失，此外，不仅是面部，经常会被人看到的手背的皱纹也减少了，因此感到很开心。

通过移植成纤维细胞有望获得两大效果

■肌肤的抗衰老护理

实现从肌肤内侧开始改善因年龄增长形成的深度皱纹和松弛、肌肤凹陷等。此外，还能改善肌肤功能，重新焕发张力和光泽。

■延缓肌肤劣化

通过增加成纤维细胞的数量，肌肤的组织与功能本身重返年轻状态，因此还能够期待保持肌肤改善后的效果。此外，与什么措施都不采取的肌肤相比，还能够期待减慢移植后的劣化速度。

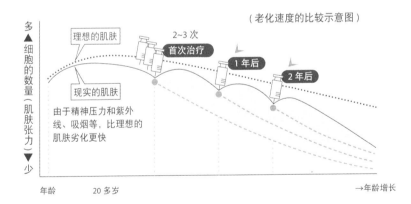

（老化速度的比较示意图）

首次治疗　2~3次
1年后
2年后
多▲
细胞的数量（肌肤张力）▼少
理想的肌肤
现实的肌肤
由于精神压力和紫外线、吸烟等，比理想的肌肤劣化更快
年龄　20多岁　→年龄增长

还有名为干细胞存储的手段!?

细胞培养中心（CPC）是 Natural Harmony 诊所委托的"特定细胞加工物制造事业者"，在该中心增殖、培养用于治疗的成纤维细胞之后，还能够冷冻保存用于移植以外的成纤维细胞。

能够在几年后~10 几年后将零下 196℃的环境下保存的成纤维细胞再次移植到肌肤中。这就是所谓的超越时间的时光胶囊，以备将来治疗时使用。

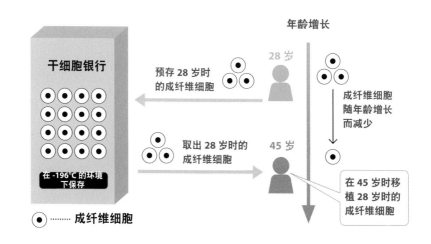

　　据说一位60多岁的女性以前接受过很多以所谓的抗衰老为目的的治疗，例如注射透明质酸和据说对消除皱纹有效的肉毒素（利用肉毒杆菌生成的蛋白质抑制神经的作用，改善皱纹的方法）等。但是，经过一定时间后又再次恢复原状，为此她深感烦恼。于是，她最终决定接受成纤维细胞移植。

　　成纤维细胞移植虽然没有透明质酸那样的速效性，据说还是能感觉到逐渐的慢慢改善的迹象，眼周和眼尾的皱纹减少、曾经很介意的法令纹也变浅了。

　　肌肤烦恼绝非只有女性才有。据说她的丈夫在目睹这位60多岁的女性重现年轻态后，最终也开始接受相同的治疗，由此可知效果是非常显著的。

　　据说一位50多岁前半期的男性也接受了治疗。他一直介意额头的如刻印般鲜明的皱纹，并由于皱纹的原因，被认为是会对别人造成威胁的面容。

他本人是一位非常温和的人，奈何额头的皱纹却给人留下负面印象。而其接受成纤维细胞移植后，皱纹变浅了。据说还是慢慢的逐渐自然消失，周围的人也没有注意到他接受了治疗。

虽然不了解他本人的心情发生变化到底是由于消除了因皱纹给周围人造成的威胁感觉，还是由于皱纹消失，据说接受治疗之后，曾经成为烦恼根源的人际关系也变得很顺利。

虽然人们常说"人的内心比外表更重要"，但是如果外表变得年轻，或消除外表的烦恼后产生自信，还能够积极致力于以前犹豫不决的事。

我认为对于他本人来说，消除外表的烦恼当然很高兴，而且外表给内心带来积极影响的叠加效果也是不应忽视的好处。

头发为什么变得稀薄?

如此前所述，看起来显老的一个很大的因素是头发的状态。

据说生发剂在市场上非常畅销。由此可以推测介意头发的人很多吧。

据说20多岁至50多岁的日本男性中每3个人就有1人面临发量减少的烦恼。其中几乎都属于AGA（Androgenetic Alopecia·雄激素型脱发症），根据发量减少的发展程度，头发整体变得稀薄或发际线和头顶的头发变得稀少。

AGA是一种遗传因素和年龄增长等因素交织在一起发生的自然生理现象。可以判断雄激素（睾酮）的影响是最主要的原因。

AGA发生的机制是：

①雄激素（睾酮）通过与被称为"5α—还原酶"的酶结合在一起，生成被称为不良雄激素的双氢睾酮（DHT）

②DHT与毛乳头细胞上的雄激素受体结合后，头发的生长周期变短

③头发在变粗变长之前就脱落了

诸如上述的紊乱的头发生长周期循环反复，未能充分生长的又细又短的头发增多，导致整体上发量减少愈加明显（P132图）。

健康的头发生长周期与紊乱的头发生长周期

发质细小化（衰退）

男性脱发症

正常时

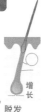

早期

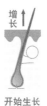

中期

增长

脱发

开始生长

生长期
(几个月~1年)

停歇期
(3~4个月)

生长期
(2~6年)

退行期
(2周)

毛球 (hairbulb)
完全退化

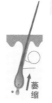

萎缩

毛球开始萎缩

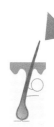

毛球变粗

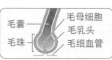

毛囊
毛珠

毛母细胞
毛乳头
毛细血管

DHT之所以被称为不良雄激素，是因为会成为青年期的痤疮、壮年期的前列腺肥大症以及AGA的原因。

由于遗传素因，AGA容易在生成5α—还原酶较多的家族内产生。如果这种酶较多，将拼命地把良性雄激素转化为不良的DHT，并从含有较多DHT受体的头顶部和前脑部开始，头发生长周期变得极短，最终导致发量减少。这就是AGA的主要原因，但是还存在由于过度的精神压力等导致睾酮分泌减少，5α—还原酶反而被激活，最终导致DHT增加的情形。

不仅男性面临发量减少的问题。也有不少女性因为被称为女性型脱发症（FAGA）的女性发量减少而深感烦恼。

可以判断其原因是体内的雌激素分泌量由于年龄增长而减少，没有变化的雄激素则相对增强。有头发变细，失去韧性，头发分界线明显、头皮变得显眼的症状的人士也许是患有FAGA。据说FAGA与AGA相同，遗传性因素有很大的影响。

另外，可以判断促进发量减少的原因还有头皮脂肪的氧化物质、头皮的血流障碍（头皮僵硬）、17型胶原蛋白（位于毛囊干细胞的基底膜内，起到连接毛囊干细胞与毛囊，支持头发生长和预防脱发的作用）等的影响。

变得稀薄的头发是否会复活?

关于头发，使用在P86中说明的培养干细胞时生成的干细胞培养上清液。

头发变得稀少无论对男性还是女性来说都是会使人受到打击的症状。

据说某位男性发现在镜子里可以清晰地看见自己的头皮时，感受到仿佛失去青春的落寞。

此外，某位30多岁后半期的女性自称其头发原本就较细，且没有韧性，由于年龄增长，则更加介意。如果头发变得稀少，就会总是在意头发分界线，不得不放弃理想的发型，由此产生了无尽的烦恼。

据说她还打算生育，听到"生育后会脱发"后，产生了更大的焦虑，于是终于下定决心治疗："努力做好现在能做的事！"。

这种上清液含有很多被称为细胞因子的物质，这是培养时从干细胞释放的能提升细胞活力的物质。浏览P88的上图就能了解到更多详情，这种上清液含有促进肌肤再生的因子、促进血管新生的因子、修复及新生神经的因子、调节免疫的因子、促进形成骨骼的因子等。

通过注射将这种上清液移入头皮内。

据说如果毛囊（保护毛根）恢复，毛母细胞（形成头发的细胞）就会被激活，促进改善头皮环境和生发。

如果介意头发的健康，必须尽早采取措施，这是很重要的。

请注意"培养上清"的品质！

自治医科大学（吉村浩太郎教授）和我们在同志社大学的研究室受到正在实施或者计划引进"培养上清"疗法的医疗设施的委托，实施了与"培养上清"的实际品质有关的调查。

虽然采用"培养上清"这个名称，但是也有几乎不含生长因子的。那样的话完全无法期待效果。

此外，为了预防未知病原生物的混入，培养干细胞时原则上采用无血清培养（不添加人血白蛋白的培养）。但是，发现了其中含有本应不得含有的人血白蛋白的"培养上清"。

部分结果如下一页的表内所示。计划在数据汇总后向消费者厅报告。从海外进口的"培养上清"中有未检测出生长因子（HGF和TGF－β），对其效果持有疑问的培养上清；也有大量检测出白蛋白的培养上清。

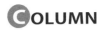

希望计划引进“培养上清”的医疗从业人员注意选择质量有
保证的“培养上清”。此外，据说还有医疗机构将原液稀释
后使用。请使用者也注意这一点。

培养上清中的 HGF 浓度调查结果

（提供：自治医科大学　吉村浩太郎教授）

公司	HGF 浓度 （pg/ml）	源自
TeleBio 公司	120,000	脂肪干细胞
A 公司	13,184	脂肪干细胞
B 公司	406	脂肪干细胞
C 公司	1,265	牙髓干细胞
D 公司	2,363	牙髓干细胞
E 公司	6,390	脂肪干细胞
F 公司	10,964	脂肪干细胞
G 公司	5,492	脂肪干细胞
H 公司	3,903	脐带干细胞
I 公司	6,772	脂肪干细胞
J 公司	2,071	脂肪干细胞
K 公司	6,423	脂肪干细胞
L 公司	2,142	脂肪干细胞

＊ NATURAL HARMONY CLINIC 使用的是 TeleBio 公司的产品。

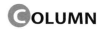

培养上清中的 TGF-β2 浓度调查结果

（提供：同志社大学　八木雅之 特任教授）

供试品编号	干细胞的来源	原液中 TGF-β2 浓度（pg/ml）
1	脂肪	6.5
2	脂肪	19.6
3	脂肪	未检测出
4	脂肪	16.3
5	脂肪	99
6	脂肪	132.2
7	脂肪	46
8	脂肪	22.9
9	脂肪	39.4
10	脂肪	未检测出
11	脐带	6.5
12	脂肪	未检测出
13	脐带	未检测出
14	牙髓	未检测出
15	牙髓	未检测出
16	间充质干细胞	未检测出
17	间充质干细胞	未检测出
18	间充质干细胞	未检测出
19	脐带	402.3

骨折快速痊愈，令主治医生也倍感惊讶

此外，据说干细胞治疗对于没有特定的老化烦恼的人士也有效果。

一位40多岁后半期的男性原本就是看起来像30多岁的年轻状态，体力充沛，也没有任何健康问题。

据说如此健康有活力的他接受干细胞治疗是因为他希望尽量长期保持现在的活力和年轻。即便如此，他仍然对效果半信半疑。干细胞治疗不是众所周知的治疗方法，无法完全相信也是理所当然的。

据说这位人士接受了2次治疗，但是没有感觉到特别明显的效果。如果是在身体哪里不舒服的状态下接受治疗，变化就很容易被感知，因为他本来就非常健康，因此并没有发生奇迹般的事情。

据说他为此感到失望，认为"我特意接受治疗，却没有什么效果嘛"，但后来他不幸遭遇事故造成脚骨折。

经历过的人都知道，即使在医疗如此进步的现代，仍然没有针对骨折的特别的治疗方法。只是用石膏固定然后一心等待骨头的重新粘合。他也因为打石膏板被迫过着极不方便的生活，并定期往返整形外科。

然后，据说在第几次接受诊疗时，医生表现出惊讶的表情。他就想这是发生什么事了吗？医生说："骨头已经粘合在一起了。但是，为什么这么快就愈合了呢？"医生歪着头表示质疑并说道。

他能够想到的原因只有一个。自己接受过干细胞治疗。一定是受益于干细胞治疗，加快了骨骼的再生！他认识到接受治疗还是有价值的，并非常高兴。

我认为对效果的真实感受虽然存在个人差异，但干细胞好像确实在体内拼命地努力修复。

激活NK细胞，预防癌症

在这个据说每2个人中就有1人因为癌症而死亡的时代，如果从预防的观点来看，你不认为如果能够预防癌症，未来就有希望吗？

实际上还有通过激活免疫细胞来预防癌症的方法。

对于癌症，预防是首选。因此，免疫系统是非常重要的。

有一种叫NK（自然杀伤）细胞的淋巴细胞。这种免疫细胞的10%~20%左右都存在于血液中，会对全身进行精密检查，帮助我们发现并排除癌细胞和被病毒感染的细胞。

这种免疫细胞因其容易受到年龄增长和饮食、睡眠、精神压力等的影响而被人知晓。

NK细胞属于血液细胞，因此由造血干细胞生成，但是为了激活NK细胞，不通过干细胞，直接作用于NK细胞本身是很重要的。

首先从患者体内采血。并从中分离出NK细胞，再培养3周左右，增加至约一千倍后再回输到体内。

由此患者体内会立即增加已激活的NK细胞，因此，无论是发现癌细胞还是驱逐癌细胞都变得容易了。据说这有助于预防癌症。

埼玉县立癌症中心按照NK细胞的活性度"高"、"中等程度"、"低"将男女共3500人划分为3个小组，进行了为期11年的跟踪调查，调查结果显示与其他小组相比，NK细胞的活性度较低的小组癌症发病率高达1.7倍。

能够实现长生不老吗？

据说人获得一定程度的财富和名誉后，接下来就会产生希望永远年轻，一直活下去的欲望。公元前221年，中国历史上第一个实现统一大业的的秦始皇（公元前259—公元前210）命令大臣去寻找长生不老的药物就是有名的传说。

知名科学杂志《自然》于2016年刊载了一篇宣称"人类寿命的极限是115岁"的论文。此外还有人提出了人类最多能活到120岁的说法。据说从记录来看，迄今为止在世最长寿者是一位法国女性，于1997年去世，享年122岁。即使是长寿国家日本，超过115岁的人也仅仅只个位数。

但是，并不是单纯活的时间长就可以吧。如果是每一天都开心快乐状态的长寿，那当然很值得高兴，但是在满身疮痍的状态下长时间活着反而会感到痛苦的人也不在少数吧。虽然想着"活得太久了"、"希望早些迎来生命的终结"，但仍然还是长时间地活着，至少这不是我的本愿。

既然是凡胎肉身，很遗憾任何人都无法长生不老。终将在某个时候迎来生命的终结。但是，通过延缓老化，应该能够过上具有很高QOL的快乐人生。

改变生活方式本身的干细胞治疗

此前已稍微提及了一些，我认为干细胞治疗不仅有助于我们的身体健康，还有助于精神健康。这也是亲身体验过干细胞治疗的太田的感想。他说尝试接受治疗后，感觉气力也提上来了，接下来还说：

"我认为精神与健康紧密相关。如果承受很大的压力，就容易罹患疾病，这是由于精神状态会对健康造成影响。

反过来，健康状态也会对精神造成影响。如果某个部位有疼痛或不舒服，就不可能做到情绪平和，心情也会变得低落。

身体变好的话就会产生希望，就会有生存的底气和积极性。如果细胞变得有活力，就能够积极向上地生活。

我切实感受到，干细胞治疗不仅能使人从疾病中康复，重塑年轻的肉体，还能改变这个人的生活方式本身。

　　现在，我感觉身体内有几十万亿个细胞在跃动着。一感受到这一点，就会变得喜不自禁。每一天都无比快乐。

　　你也不妨问问自己的身体。

　　'你的细胞现在处于什么状态呢'？　。

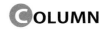

老化是疾病吗!?

《LIFESPAN ～不老的世界》(大卫·辛克莱、马修·拉普兰特 著 东洋经济新报社) 已成为全球畅销书。

应该有很多人都认为任何人都无法逃离"衰老"。人体逐渐老化,身患疾病并走向死亡是理所当然的。因为佛祖释迦牟尼 也说人类无法逃脱"生老病死"这四苦。

但是,这本书却写道:"老化是疾病,因此能够治疗"。

无论是糖尿病还是老年痴呆、癌症末期,现代医疗都是集中力量去抑制症状,不能期待从根本上治愈疾病。换句话说,这就是对症疗法。无论什么疾病,其根底都有老化的原因,只要治疗了老化,就不会罹患任何疾病。太田与我都对这本书的观点深感震惊,同时也表示强烈的赞同。

辛克莱博士说过"人最多能活到120岁"。而且这还是说能够在保持年轻的状态下活到120岁,到了寿命就能骤然逝去,简直就是最理想的状态。老化不是自认为没有办法而不得已放弃的现象。只要找到预防老化的方法即可。

我认为其中之一就是干细胞治疗。

根据辛克莱博士的观点，衰老的本质是DNA的损伤导致的细胞功能混乱。无论疾病还是老化都是细胞的原因，这个观点与我之前说过的内容是一致的。

若真如此，只要在体内建立排除不健康的细胞，不断补充健康细胞的系统即可。也就是说：让干细胞恢复活力。

请想象一下以年轻的身体和心理、年轻的头脑活到120岁的情景。

还能够干劲十足地工作。还能够享受运动的乐趣。头脑也很清晰。不断浮现创意。还能够赚钱。就连SEX也没问题。在100岁结婚，让自己的孩子与曾孙成为同学也绝非是不可思议的。

死亡是我们无论如何都无法避免的事，即便如此，因为生前没有因为疾病而长期卧床不起，也未受病痛之苦，也许能够以去海外旅行一下的心情平静地迎接死亡。

当然，与家人和朋友告别可能会很寂寞，但如果能够保证可存活到120岁，则可为告别做好充分的准备。

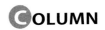

　　我觉得《LIFESPAN ～不老的世界》这类书籍之所以出版，并被全世界的读者所喜爱，是因为这其中有某些真实所在。

　　干细胞治疗简直就是向我们展示了120岁时代的入口。

结语

●太田清五郎

　　通过干细胞治疗，曾经因重度糖尿病而深陷绝望状态的我恢复了健康，并开始了新的人生。目前过着比患病之前更加灿烂的每一天。

　　说起一直在商业界打拼的"经营者"、"投资人"，容易被认为是精于算计的人，但是优秀的经营者、投资人不仅仅是只追逐眼前的得失，其算计的根基还必须具备有前瞻性眼光的洞察力和预见性。我也常常想要成为那样的人。

　　我确信干细胞治疗才是未来治疗的中流砥柱。发现了投资的价值。因此，也许能够通过干细胞治疗来证明自己是优秀的投资人，我带着激动期待的心情回答了米井先生的访谈。这既是考验自己洞察力和预见性的巨大机会，实际上我确信在这场竞技中自己能够取胜。

　　长生不老是人类的梦想。

　　可以说掌握权利的人必定会追求长生不老。以往无论拥有多大的权利和财富，长生不老都是不可能的，但是如果有干细胞治疗，即使不可能不死，但在永远年轻、充分满足的状态下离开人世已不再是梦想。

　　如果秦始皇知道干细胞治疗的事情，会呈现什么样的表情呢？恐怕会毫不吝惜地向带回这种治疗方法的大臣赐予金银财宝吧。

　　这简直就是投资的世界。

　　向市场推广众人追求的理想就是投资。长生不老不仅是当权者，也是所有人类的极致欲望，如果能够成功推向市场，投资人必将获得丰厚回报。

　　我绝对不是那种总是想帮助别人的伟人，但我认为，如果干细胞治疗能够得到推广，最终将能够帮助很多人从衰老和疾病的痛苦中获得解脱。如果为此感到高兴的人有所增多，对于我来说也有投资的价值。

　　希望本书能成为解决很多人烦恼和痛苦的契机。

　　尤其是以震撼世界的新型冠疫情为代表，人类现在正处于巨变的时代。

　　不仅是日本，世界各国都陷入了二次世界大战以来最严重的经济危机。有很多人都感到焦虑和压力大吧。

　　但是，即使在这样的状况下也还有希望。

　　我相信无论现在有多辛苦，只要健康长寿，总有一天会过上好日子的。

　　我衷心祈祷各位能够过上健康且充满希望的每一天——。

此外，谨以此书献给已故的Natural Harmony诊所总括院长松山淳先生。诊所开业以来他一直是指导我的导师。

我向他表示衷心的感谢。

●米井嘉一 ————————————————

我在卷首讲述了自己亲身参与了实验。现阶段我已接受了输液治疗，输入的是生成含有生长因子的干细胞培养上清液的有效成分。如果使用培养上清液效果显现，并且实施脂肪干细胞疗法的话，扎根在体内的大量细胞就会持续制造生长因子，因此效果应该会持续下去。

建议希望接受脂肪干细胞疗法的人士也像我这样首先通过培养上清液来确认是否有效后再实施。

那么，我在这里回顾一下本人实际接受培养上清液的治疗后究竟产生了怎样的效果——。

第一是改善了眼部疲劳。毕竟每天都有好几个小时目不转睛地盯着电脑屏幕，因此这是最有帮助的。

第二是激活了写作欲望。我为"每日新闻的高端医疗专栏"撰写连载报道，首次治疗后撰写的报道《向百岁老人学习平衡健康之术！医生见到69岁的普京总统后的感受》，在刊载当月访问量就位居首位。此后的几个月内我的写作状态非常好，与俄罗斯和普京总统进行了激烈战斗。

很抱歉第三项是稍有些粗俗的表达，我的尿道括约肌的收缩状况变好了。排尿后的残尿感有了明显改善。这让我受益匪浅。

第四是我想说自己的高尔夫水平提高了！可是这还没有实现。但是，也有好的效果呈现。也许是上了年纪的原因，最近，球杆击球距离似乎下降到180码，但是此后又复活了！幸运的是竟然提升到230码。但是，高尔夫成绩还未见提高，今后敬请期待。

我接受脂肪干细胞疗法还有几个阶段。如第2章所述，先从自己的肚子提取脂肪干细胞，然后，将采集的干细胞培养5～6周使其数量增加。此后还必须经过回输到自己体内的流程。

问题在于为了撰写体验分享，写作的进度有些过快。接受干细胞治疗之前就已经写到了"结语"。

如本书中所写，"正常老化"是指健康的年龄增长，这是人类只要活着就无法回避的事情。但是，"抗病态衰老"是指对抗由于精神压力和不良生活习惯导致的病态发展的老化，"抗病态衰老"是任何人都渴望实现的。

我衷心希望并期待通过出版本书，尽可能帮助大家实现这个愿望。

实际上，虽然这么说，其实我自己对于今后即将开始的干细胞治疗的切身体验也是无比期待，跃跃欲试。

NATURAL HARMONY CLINIC 表参道

〒 150-0001
东京都涩谷区神宫前 6-25-14
JRE 神宫前 MEDIA SQUARE 大厦 5 楼
https://natucli.com/
电话 0800-800-4977

米井嘉一（Yonei Yoshikazu）

同志社大学生命医科部 坑衰老研究中心教授。

1958 年出生于东京。毕业于庆应义塾大学医学部，在该大学研究生院的医学研究科内科学专业修完博士课程后前往美国加利福尼亚大学洛杉矶分校留学。于 1989 年回国，并先后担任日本钢管医院（川崎市）内科、精密体检脑体检室部长等于 2005 年出任日本首个抗衰老医学的研究讲座、同志社大学抗衰老研究中心的教授。从 2008 年开始兼任该大学研究生院生命医科学研究科教授。日本抗衰老医学会理事。作为一名医生，我不愿向患者说"因为已经上年岁了，所以没办法"这句话，并秉持这一初衷开始研究老化的发生机制及其诊断、治疗方法。现在作为抗衰老医学研究的先驱，在从事研究工作的同时还向全世界传播研究成果。最近的研究主题是老化的危险因子与糖化应激。

出版了很多著作：《最新医学讲解的最强抗衰老》（日本实业出版社）、《抗衰老医学入门》（庆应义塾大学出版会）、《糖化导致的疾病与抗糖化食品及素材》（CMC出版社）、《从 48 岁开始也能通过生长激素变美丽》（Impress）《"减糖"让你一生远离疾病》（日本文艺社）、《懒人也能轻松坚持的 77 个健康习惯》（SB Creative）等。

太田清五郎（Oota Seigoro）

1963 年 7 月出生。毕业于中央大学法学部。于 1988 年作为松下政经塾的第 9 届学员入学。于 1990 年入职（株）安盛咨询公司（现在的（株）埃森哲），并于 1995 年入职 Proudfoot Japan（株）。

在此期间内从事过由破产重整基金直辖的以 IT 战略为代表的全公司收益改善、企业破产重整等很多项目。从 1995 年开始从事（株）FOUR SIS & CO. 及其他几家企业的持有人经营。1999 年参与设立 MONEX 证券，并出任外聘董事。

此外，还出任几家企业的外聘董事。现担任（株）FOUR SIS & CO. 与（株）Conservative Holdings 的代表取缔役，并运营 NATURAL HARMONY CLINIC 表参道。主要的著作《孙子兵法》》（解说）、《巴菲特流派的投资术》（解说）、《工作真的愉快吗？》（监译）、《招揽财富与幸福的魔法提问》（全部都由 KIKOSHOBO 出版）。

よくわかる幹細胞治療入門

2023 年 7 月 1 日　初版発行

作　者　米井嘉一　太田清五郎

発行者　真船美保子

出版社　KK ロングセラーズ

新宿区高田馬場 4-4-18　〒 169-0075
電話（03）5937-6803（振替）00120-7-145737
https://kklong.co.jp/

印刷・製本　大日本印刷（株）

落丁・乱丁はお取り替えいたします。※定価はカバーに表示してあります。

ISBN978-4-8454-2325-5　Printed in Japan 2023